文成天縱

中醫古籍稀見稿抄本輯刊

ZHONGYI GUJI XIJIAN GAO-CHAOBEN JIKAN

李鴻濤　主編

53

广西师范大学出版社
GUANGXI NORMAL UNIVERSITY PRESS
·桂林·

第五十三册目録

養性軒臨證醫案不分卷

〔清〕半讀齋主人撰

清抄本

養性軒臨證醫案不分卷

本書爲中醫醫案著作，又名《臨證醫案》，成書於晚清。著者爲清代古暨陽半讀齋主人，生平不詳。全書共載醫案七百四十餘則，其中收録清代名醫尤在涇《静香樓醫案》三十三則。内容涉及外感、内傷、婦科、外科、耳鼻喉科等各科疾病。醫案記述有詳有略，詳者千餘字，略者不足二十字。多數醫案記述患者姓氏、居里、臨床症狀、色脉舌象、辨證用藥等。本書今僅存此抄本。

臨症醫案

篠翠居藏

養性軒臨證醫案

古暨陽　半讀齋主人　著

琴川　素愚秦士俊　藏

蘇城蔣左　兩脈虛細少力，為中陽氣虛之徵，自呃忒之餘，中氣未旺，頭暈目眩，手足麻痺所由來也。

人參錢　茯苓錢　歸身錢　酒炒白芍錢半　麥冬錢　陳皮去白錢

吳茱萸四分　牛膝錢半　天麻錢半吳萸汁拌　紫石英錢　紅棗煨二枚

北濠李右　血不涵木，木燥化風，頭暈心悸，手足麻痺，食少作噯

欲嘔經事落後皆肝脾兩虧之象

天麻　金鈴子　木瓜　陳皮　牡蠣　酒炒歸身

茯神　製半夏　甘菊　白芍　吴萸川連　佛手

玫瑰花

又調經方

熟地砂仁拌　歸身　川芎　阿膠　丹皮

白芍酒炒　黄芪炭　菟絲餅　金香附醋炒打碎　澤蘭

製半夏　麥冬　桔梗

市橋錢左　久瘧原虛鼻衄食少從扶正和邪議治
製首烏　冬术　茯苓　炙草　歸身　白芍　淡芩
生洋參　醋炒柴胡　製半夏　陳皮　紅棗　生姜

沙上馬　寒熱定氣升頭疼經候愆期肝脾氣滯仿逍遙散加減
醋炒歸身　茯苓　廣玉金　醋炒白芍　青皮
九製香附　吳萸水炒連　川芎　查炭　紫豆蔻　蘇叶
玫瑰花　生姜

倪　肝胃火熾口糜舌痛脘中或脹或痛係情志鬱蒸之火也

以鎮二氣冒嘗耳

姜汁炒川連　地骨皮　赤芍　生白芍　石決明　元參

紫丹參　白殘花　丹皮　廣玉金　延胡索　建麴

案　莊才　積鬱傷肝〻逆犯胃〻失下降之權上升爲嘔〻吐痰沫始吐酸苦繼吐青黑之水習以爲常自去冬劇發自春及今接發接心肝邪日甚脾胃日虛氣之橫梗絫隱走竄胸脇掕攻楚不休心懸如饑血〇近又嘔吐食物早入暮出或湯谷即吐脈弦大略滑舌白剝蓋不聚者皆中虛積飲中土輸化失職不爲肌肉悉化痰所孫聚

案由病根深沉剗除不易但其嘔吐不必將為汁枯枯槁膈症難免

附方候政

人參 抱茯苓 淡赭石 麥冬 製半夏 陳皮 茯神

川楝 吳萸炒白芍 枳實 乾姜 大棗 伏龍肝煎湯代水

庚東河 血虛木旺胆火上升胃痛連下法以化痰降逆

白蒺藜 丹皮 炒山梔 赤苓 石決明 煅牡蠣 製半夏

淡芩 赤芍 連翹 川芎 製香附 夏枯草 苦丁茶

中房恨 情鬱傷肝胆陽不升挾痰阻絡右頸結核不時寒熱脉虛

細診 今少中虛氣益弱情志拂鬱乃木從少陽厥陰疏泄達

西洋參一錢 川貝二錢 泌炒白芍一錢 煅牡蠣不下 青蒿一錢 丹皮一錢

雲茯神三錢 青黛拌元參三錢 刺蒺藜一錢 泌炒當歸身一錢 細生地三錢（薑汁炒）

橘核 炙桔梗一錢 玫瑰花八分

包港泉 左小少陽脈弦滑熱激化上隔氣阻濕鬱脘悶氣嘔欲瘧便洩多

熱少汁強飲適來適斷血分之邪熱三焦交病議治在上

全瓜蔞半（元明粉半同打） 鬱金一錢 生枳實一錢 連翹二錢 桃仁三錢

製半夏一錢 橘紅一錢 丹皮一錢 苡仁不下 茯神三錢

川貝三錢 赤芍二錢 竹茹一錢薑汁炒 茅蘆根煎湯代水

范巷史右 伏邪化火劫津焚液陽明壯火宣熾厥陰相火燔灼神昏譫語協熱下洩經旨謂暴注下迫皆屬於火也症已棘手勉擬方以冀倖乃

烏犀尖磨冲 生石膏八錢薄荷葉同打 羚羊片二錢先煎 丹皮二錢 廣玉金二錢

鮮生地一兩 益元散四錢 知母一錢 石決明一兩先煎 桃仁一錢生打

橘紅一錢 連翹三錢 赤芍二錢 竹瀝一兩 燈心卅寸辰拌

薑汁少許冲服

痧疹 連湯暢汗疹瘖密佈邪火得以洩是以神識清而舌灰化乃津回液精已入坦境現在咳嗽痰多上焦肺氣未通還宜清理肺波

金沸草 瓜蔞皮 硃茯神 知母 熟石膏 甘草

生洋參 炙紫菀 大杏仁 川貝 橘紅 辰灯心

枇杷露 竹葉

風少雲 右脉弦細形瘦左部稍緩氣逆嗆咳少寐及胸脇掣痛舌心中膩此肺燥 觀胃濕逗遛之象

旋覆花　瓜蔞皮炙　馬兜鈴炙 蜜炒　川貝　生炒苡仁

杏　牛蒡　蘇子 鹽水炒黑　白茯苓　生蛤殼　南沙參

生甘草　桑葉 蜜炙　枇杷露　另服瓊玉膏一斤

再診　診脈初按數弦重按帶數，數為氣火有餘內虧之象。始

由外風襲肺，久而內舍於肺臟，合嗆欬氣逆，動輒先甚，兼之肝

火易冒上衝犯肺。再以通肺清金順氣化痰，冀得日臻佳境為

幸。

金沸草　阿膠 蛤粉炒　兜鈴　甘草　大力子　苡仁

川杏仁（去皮尖）　花粉　川貝母　蘇子　玄參　桑葉（蜜炙）

北糯米（絹包）　梨肉　枇杷膏

又

右脉濡和右部尚帶濡弦滑咳嗽氣逆漸平是佳境也刻下節屆秋分燥金主令還宜順時清撫攝以清通肺金收攝腎氣子母相生同治

細生地　宋半夏　川貝　淮山藥（土炒）　花粉　生苡仁

雲茯苓　炙紫菀　桑葉（蜜炙）　橘紅　柿霜（絹包）　梨肉

木蝴蝶

錫山李左　前因陽強傷損用導血下氣之劑去血止心脈不安靜
痰氣壅以喘喉留抑鬱不舒乃肺金清通失司少宣化之權再
擬潤燥肺利氣以清治節

川貝母　元參　炙紫菀　紫口蛤殼　花粉
大麥冬　小薊　牛膝炭　硃砂拌茯神　梨肉
金沸草　光杏仁　蘇子　枇杷葉去毛筋

江陰趙全吉　今午脈顯遲細脘痛少緩昨夜留大解兩次猶氣已
洩氣機未得下行以是府鬆機性痧得按拒乃氣否塞豈當

祛邪疏中〻通乃佳

川朴一錢 藿梗一錢 製半夏一錢 橘紅一錢 炒枳殼五分 青皮八分 蘇梗五分

木瓜一錢 吳萸三分 採云曲三錢 廣鬱金五分 枳實一錢 玫瑰花兩朵 檳榔磨汁一錢

五擡橋穆 始而寒熱，手瘀，繼而痛緊少腹，氣滯下陷，澼出不暢，小溲不爽，兩脈弦遲，舌紅少苔，此邪留下焦，氣血鬱交阻，證殊兩向，一時未可奏績

小茴（內桂水炒煎汁）一錢 吳萸二分 泡姜五分 赤苓三錢 炒枳殼五分

製香附三錢 木香八分 炙草四分 炙紫菀錢半 橘紅一錢
查焦肉三錢 桔梗一錢 延胡錢半 佛手八分 荷葉錢半

白鹿張右 進育陰和陽息風鎮逆之劑厥陽上越之威頗可斂戢之機惟是木旺者土必衰血虛者氣易逆還宜怡悅情志喜則志暢氣達營衛融和恪守勿懈勿氣可喜矣

羚羊片 明天麻 石決明 杭菊炭 紫丹參
上廣皮 炒枳殼 粉歸身 柏子霜絹包 硃砂拌茯神
東白芍酒炒 金鈴子炒 佛手 合歡花

七

五楼橋穆左　伏邪已散氣分漸和少腹滯痛早上覺甚心嘈如
飢舌紅少苔脉弦數弱此肝脾不咊營衛兩虧之象
大白芍吳萸三分煎汁炒　丹參　沙苑子　炙甘草　木瓜
粉歸身茴香八分煎汁炒　延胡　砂仁　山百合　烏藥
生香附　柏子仁　硃茯神　枟术　玫瑰花

塘橋蕭　血崩之後營陰內虧心少血則心悸肝無血則頭暈
手足乏力宗歸脾養營以理統攝
潞党參　於术土炒　黃芪鹽水炒　炙草　歸身酒炒

硃雲神　遠志炭　棗仁　白芍　木香

龍眼肉

七市燕岳　腰為腎之府痠而且疼小瘦帶痛〻劇則形寒發熱太陽表氣不固也腎肝兩虧半産難免

歸身　白芍　杜仲　川斷　白朮　菟絲餅

當參　砂仁　羌活　苧蔴　蓮肉

西洋蔡　中虛氣滯濁濕內甚單〻腹脹筋露臍突脉至滯細乃陰盛陽衰臟生滿病也

川朴　於术　製附　澤瀉　赤苓(连皮)　炮姜　枳寔

陳皮　川椒目　廣鬱金　东瓜仁　腹绒　生姜皮　陳香櫞

錢氏

伏邪挾積蘊結肺胃肺主一身之氣失清通下降之司胃氣亦復上逆有升無降致氣逆如喘坐不得卧心煩口燥頻飲喉中氣塞手冷内熱舌燥帶灰况懷麟八月正值手太陰司胎刻下少氣隨時欲下注深慮下墜之險

瓜蒌皮　橘紅　桑白皮　覆花(絹包)　茯神　肥知母

黑山梔　枳殼　益元散　連翹　淡苓　竹二青

帶葉蘇梗　蘆根　苧麻　紋銀

馮左上咳下洩中脘作脹身熱少汗經月不解此伏邪充斥表裏交病也

煨葛根　黃芩　川連姜汁炒　荆芥　炙草　炒枳实　赤茯苓

木香　大腹絨　前胡　赤芍　焦炭　鮮荷葉　玉樞丹一粒研冲服

錢左肺主出腎主納二氣少收攝則為咳為喘宗經旨上病治其下

大熟地　炙製半夏　橘紅　覓麥冬　茯神　怀牛　五味子干姜同打

牛膝　杞子　南燭葉　炙草　坎炁　浮青鉛　蒲桃

徐氏　瘧痢是少陽厥陰表裏同病歷經兩月滯下脫肛中氣固
虛邪積糾結不解非輕候也

升麻蜜炒　於术炒炭　川連吳萸汁拌炒　陳皮　炙草　柴胡醋炙　白芍

查肉　紅曲炭　地榆炭　木香　西潞党參　荷蒂　陳倉米

郭氏　素屬陰虧近因暑內動初起寒熱如瘧既而邪陷下焦瀉
出粘膩帶水時或有糞襍凍脉来虛細帶濇舌紅灰苔此陰
陽兩虧肝腎並傷中虛不克支持姑擬陰陽並調肝腎並補

必得痢止方有好

西洋參 廣皮 金石斛 炙草 佛手 雞肫 雲茯神
白芍 真於朮 炮姜 玫瑰 南棗 人參另蒸過口 陳倉米

脈右由伏邪擾動肝氣久之氣液兩傷木旺者火必衰胃雖能納脾少健運脘腹氣撑偏于右半大便艱結氣注不爽脉虛弦滯濇舌質紅少津刻下杳不思穀中無抵柱其何所恃而不恐且久病以胃氣為本任其肝橫胃逆必至精枯氣餒惡症叢生矣勉議養胃生津潤腸等法未識 高明以為然否

奎白芍半生半用吳萸三分湯拌炒　柏子仁　紫石英　橘白
莧麦冬川連三分包用孔絨扎好　金鈴肉　硃云神　木瓜
火麻仁　丹參　霍石斛　生穀芽　竹茹
毛燕　五錢煎湯水

陸七十　仲夏腸澼血痢起因爰屬濕熱下注大腸久之氣血兩傷
自冬以來燥邪復又侵肺咳嗽夜劇痰不易出且每夜發熱
滿腹尚痛乃痞正虛邪戀恐入損途
阿膠二錢青黛散三錢拌炒　白芍二錢吳萸三分煎汁拌炒揀去萸　肥玉竹三錢

淡天冬三錢 蜜炙紫菀錢 炙草四分 桑葉錢 粉呻牙一錢
北五味五分干姜半同打 蘇子一錢 大棗兩个 桔梗錢
臨臥服瓊玉膏三錢開水沖

覆診 前進和營理衛通肺清金之劑諸恙已漸輕減惟下痢後腸胃津液暗耗腹中尚痛乃臟虛腹痛也調理得宜冀無反復乃佳

奎白芍半生半用桂枝三分煎汁炒 呻牙沙炒 炙草 南北沙參 雲茯神
西洋參元米拌炒去米 川石斛 木瓜 真川貝炒黃 肥玉竹

上廣皮　煨生薑　大棗　飴糖

季左　溫毒蘊結陽明頭面頤頷腫脹內熱如焚口渴無汗舌乾

黃焦黑脈反沉細鬱數此熱深厥亦深之象也

小毛川連〇卜　淡芩八卜　鼠粘子三禾　元參三禾　甘草〇八　馬勃七卜

板藍根五　升麻三卜　柴胡〇卜　製蠶三禾　薄荷七卜　桔梗七卜

錦紋大黃三禾　連翹三禾　茆根肉朱

鄭左　溫邪挾鬱充斥三焦上鼻血下便洩中脘迷悶神情不爽

邪有內竄之象殊屬重候

荊芥炭　煨葛根　赤苓　白薇　查炭　連翹
淡子芩　江枳殼　檳榔　木香　廣鬱金　大杏仁
採芸曲　荷蒂　茆根肉

李左　投繆氏導血歸絡法血止什五頃診兩脉弦浮帶濇必有
風傷積瘀在絡〻脉不宣則血上溢矣
鮮生地　牛膝炭　旱蓮草　血餘炭　黑山梔　荊芥炒炭
製軍灰　茜根炭　大棗仁　當歸尾　延胡索　桃仁

陶左　肝鬱化火挾痰火上蒸心肺喉痺色殷帝丁歪右乃內傷

重症

羚羊片　牛蒡子　花粉　小生地　殭蠶　元參　甘草

山豆根牛　射干不　连翹禾　桑白皮禾　桔梗不　滴水石卜　燈心三尺

下左進瀉火存津安神定志之劑身佈癮疹熱隨汗出邪火猖獗之威業經漸化是以脉象安静惟嫌虚大少神刻下神志困倦寐則魂魄縹緲不自主持舌乾帶灰口燥齒板總因心肝營陰内虧液少神虚ㄑ不肯復之象急當扶正育陰安養心神尤宜謹節善調附方候　明政

青龍齒一錢生打 煅牡蠣四錢 大麥冬三錢小毛川連三分包入外用紅絲扎好
硃茯神三錢 柏子仁一錢 遠志炭一錢 大生地六錢
天冬三錢 揀棗仁二錢炒黑勿打 廣鬱金五分 新會皮八分
生鱉甲四錢 淮小麥一錢 紅棗兩個 高麗參一分另煎道口

宋左 前投和絡通瘀為邪熱深入血絡而設三服後舌灰化瘕氣消胃欲思餐寒熱准瘧種種俱入佳境惟大便未行致腹中作痛氣機尚未和耳體虛火邪擾攘之餘尤宜加意調養

藿石斛 丹參 瓜蔞仁 柏子仁 火麻仁 陳皮 穞豆衣

紫菀　雲茯神　軟白薇　廣木香　麥冬　梔子肉　生炒穀芽

溫通氣血腹痛已止近發熱中脘氣抑不暢面浮足腫緣屆
產受邪肝脾不和耳
悯子　金花香附　青蒿　東芎　蘇葉梗
寸菜　山查肉炭　腹絨　砂仁　青陳皮
荳蔻　川廣鬱金　雞內金　省頭艸

趙氏
營血內虧肝火極旺自覺心煩熱氣逆如喘此情志變
蒸之火與外感六感有殊耳

川連姜汁炒　奎白芍　硃云神　連翹　製半夏　煅左牡蠣
橘紅　廣玉金　柏子仁　杭菊炭　碧玉散　金箔　捲竹心

常熟曾左　進達邪之劑汗出雖徧熱仍未化診脈兩寸滑大左按之弦數不浮胸佈隱疹右季脇刺痛咳嗽尤甚此係暑濕引動伏温之邪蘊結膜原充斥肺胃氣絡不宣使然仍望外透疹達邪淨則熱自化毋汲汲也

牛蒡子　連翹　杏仁　川貝　薄荷　桑葉　黑梔
雞蘇散　瓜蔞　蘇子　赤苓　枳殼　茆根肉　竹茹

秦莊柳　夜半分娩刻下滿腹拼痛惡血難下大腹猶未寬軟

必治積瘀阻塞治以溫通

五靈脂（半生半用醋炒）三錢　蒲黄　桃仁三錢　肉桂八分　澤蘭三錢

川廣鬱金兩　炙甘草四分　全當歸三錢　赤苓兩　紅花八分

焦查肉三錢　牛膝三錢　益母草煎湯代水

三官殿鄒　進逍遙合破瘀法寒熱之熱已輕腹痞之堅亦軟

氣血有和諧之意維經候不通血虛而肝脾不調也

炒歸　白芍　川芎　製香附　澤蘭　炙草　丹皮

柴胡醋一　野白术　廣鬱金　焦山梔　寸冬　紅棗　老生薑

東市河毛二十　崩血經月赤白血俱血下氣血兩虧肝腎精血內損則腰痠頭暈心悸乏力諸恙見焉

蒲黃炒阿膠三錢　烏鰂骨炙三錢　藕根炭三錢　杜仲三錢　川斷肉三錢

醋炒黑荊芥三錢　大白芍酒炒錢　鹿角霜三錢　白术錢　沙苑子三錢

烏梅肉炭七卜　炒白芍下　蓮房炙三錢　蒲黃兩枝

五樓橋楊八二　風陽上僭頭暈目眩係肝風挾所致養血息風兼施

明天麻 製半夏 橘紅 茯神 杭菊炭 生白芍

佛手柑 刺蒺藜 枳實 川芎 女珍子 青防風

苦丁茶

沙上黃 左 滯下赤凍帶血腹痛後重裏急是濕熱下注二腸由

氣分傷及血分

煨葛根 枳殼 查炭 銀花炭 川連 吳萸湯炒

炮姜炭 木香 炙草 赤茯苓 獨活 鮮荷葉

陳巷朱 右 年僅六旬經斷十載陡血經漏赤白雜下腹痛氣滯

乃倒經重候奇脉亦傷矣

蒲黄炒阿膠珠一錢　醋炒五灵脂二錢　紅花五分　東瓜仁三錢　焦术一錢

吴萸炒白芍一錢　醋炒惝子一錢　地榆炭為　木香五分　炙草八分

炙蓮房殼一錢　川斷肉一錢　荷葉蒂二个

石水洞金十三　血崩後營陰大傷奇脉空隙為帶下頭暈肢足少力肝腎兩虧也

西潞党參　雲苓　炙上芪　炙甘草　鹿角霜　酒炒歸身

白芍酒炒　遠志炭　廣木香　棟棗仁　野於术　桂圓肉

東門劉　病後餘邪未淨流入厥陰成疝偏於左半下墜睪丸作痛濕熱在肝絡溫通可投

南沙參三錢　橘核三錢　金鈴肉錢半　鹽水炒茴香五分　延胡錢半　淡吴萸三分　澤瀉三錢　上肉桂八分　酒炒歸身錢半　查肉三錢　青皮一錢　荔枝核三錢

蘇市陶　診脉虚而微弦氣血兩弱之質肝脾交虚屢屢滑胎衝任奇脉空隙近又小産僅月經來肢節痠楚腰疼腹痛姑以薛氏

於术　酒炒白芍　歸身　茯苓　黄耆鹽水炒　香附　杜仲

甘杞子　大生地砂仁末　川斷　炙草　牛膝　蒲桃

胡市戴　濕熱自下而上小溲莖中作痛面浮力乏宜分利下

焦、

粉萆薢　赤芍　赤苓　澤瀉　焦山梔　車前子　細生地

全當歸　草梢　滑積　滑石　淡竹葉　辰灯心　鹽水炒黃柏

塘下李　寒煖食物失調脾胃健運呆鈍抑且積寒內錮小溲

不爽脫肛便血症屬極重

酒炒歸身　醋炒升麻　淡苓　益元散　地榆炭

製茅术 西赤芍藥 赤苓 荊芥炭 槐米炭

炒枳殼 白花益母子 淡竹葉

又覆診 進燥濕和營法小溲已爽便血亦止腹中時或作痛

此因肝胃不和而氣機少流動故也

白芍 歸身 陳皮 查炭 焦白朮 荊芥炭

槐米炭 砂仁 雞内金 地榆炭 鮮荷葉

長涇范 情懷拂鬱鬱火内然痰濕阻中清竅為之蒙昧火升

氣逆神識自少主持擬以理氣化痰

製半夏　廣玉金　炒枳实　瓜蔞仁　石决明

硃云神　益元散　廣橘紅　軟白薇　粉丹皮

杭菊炭　生香附　辰燈心　姜汁炒竹茹

七房橋孔　瘧邪入裏，偏體浮腫，經年不愈。刻下時當序暑濕

内蒸，兩濕兩合，大腹膨脹，小溲不利，太陽氣不宣化，開門

潔淨府，是其要

桂枝　猪赤苓　澤瀉　白朮　製川樸　新会皮

腹絨　桑白皮　通草　五茄皮　淡竹葉　小茴益母子

許家宕徐　脉象細弦微濇屬滯血衰之象經候雖調來時尚
少先覺徧體疼楚少腹氣墮小溲不爽白帶綿綿乃肝脾腎
三經交虧之象

蒲黄炒阿膠　酒炒歸身　淡吳萸　烏藥　紅花
砂仁炒熟地　川芎　新会皮　製香附　臺白芍
盐水炒茴香　川斷　澤蘭　玫瑰花　核桃

張家宕張十七　進温經通達法諸恙雖減而汐水五月未通必有
積寒氣結致血瘀不下再宜温通

歸身 酒炒 白芍 酒炒 川芎 紅花 牛夕炭 澤蘭
紫丹參 馬鞭草 延胡 香附 京三棱 桃仁
生卷柏 茺蔚子

本城郎 跌仆傷筋氣血少於流動血不營絡
兩足筋縮步履維艱擬以舒筋和絡調養氣血立方
全當歸 一錢 赤白芍 各錢半 海桐皮 錢半 羌活 八分 秦艽 錢半
大豆卷 四錢 宣木瓜 一錢 杜仲 三錢 川斷 三錢 苡仁 三錢
生綿耆 一錢 長牛膝 一錢 酒炒桑枝 三錢 蒲桃 兩枝

東門丁　刻診脉神安靜氣火已得下降還宜攝固肝腎以善

其後

大熟地　沙苑子　雲茯神　宗斗果　牛夕炭　白芍

炙龜板　旱蓮艸　女貞子　炒知母鹽水炒　炒黄柏鹽水炒　廣玉金

煅牡蠣

沙上黄　經漏一月血淨兩日即覺少腹拼痛此必營絡空隙

寒氣乘入宗通則不痛之例

酒炒當歸　酒炒白芍　川芎　香附　炒桃仁　延胡

炒小茴香　淡吳萸　木香　烏藥　炒枳殼　玫瑰花

北門張　經漏過多營陰大傷奇脉不振宗經旨久崩久漏宜清宜通

蒲黃炒阿膠　旱蓮草　藕根炭　銀花　東瓜仁

鹽水炒黃耆　五味子　粉歸身　川斷　海螵蛸炙

醋炙龜板　奎白芍　蓮房

趙家店趙　咳嗽久延近發日甚嘔吐痰粘喉癢氣逆舌紅少苔雖係風熱外感而持久易成虚咳

金沸草　製半夏　茯苓　蘇子　橘紅　象貝　莧麥冬
生蛤殼　炙草　苡仁　白前　竹茹　絲瓜絡
恬莊楊　情志拂鬱肝木自甚久則上化火而下侵脾氣結火
痺痰鬱不時氣厥昏暈狀若厥手足麻痺納穀即脹竟似
格證一般理宜怡悅情志亦是却病之一就耳
北沙參　鹽水炒丹參　紫石英　製半夏　陳皮
砵茯神　吳萸炒川連　棗仁　羚羊片　玉竹
遠志炭　蒼龍骨　合歡花　桂枝汁炒麥芽

另服安胃丸三錢 五服

塘橋龐 綏風十載肝腎兩虧濕熱乘虛內踞最怕上冲之虞

開 吴萸 紫蘇 木瓜 梹榔 新会皮 苡仁

紫豆蔻仁 桔梗 赤苓 半夏 連皮生姜

塘市李左 進温肺散寒咳減氣平食亦加餐肺得下降之權脾

有健運之意土旺金生乃子母相生同治

製半夏 淮山藥 茯苓 炙草 生扁豆 蘇子

五味子（干姜同打） 牛膝炭 橘紅 苡仁 款冬花 蒲桃

十一

本城繆二五　乳壅結乳房脹痛厥陰陽明不通勢欲成癰

蒲公英　黑山梔　茜根　桃仁　橘核　連翹　花粉

瓜蔞仁　丹皮　大貝　玉金　炒麦芽　葱白

本城席十七　氣分窒滯胸脘不快由情志拂鬱而來即是肝氣之

根

製半夏　川朴　萊菔子　青陳皮　廣玉金

赤苓　生香附　烏藥　檳榔　苡仁

倪巷張十三　大瘧糾纏營衛虛而正元不足伏邪留戀變端叵測

時常畏冷陽虛顯然

桂枝　楝子(酒炒)　白芍(酒炒)　白术　製半夏　橘紅　茯苓

炙草　黨參　牛膝　吳萸　製川附　生薑　大棗

胡墅王右　肝氣甚者脾土受克健運爰屬呆鈍強進麵食停結中宮無形之肝木愈橫有形之積滯錮結胃氣失下行為順之理下既不通必返於上致中脘痞脹嘔湯吐食心悸煩熱撤夜不寐經月以來大解曾未一通竟似膈症一般實難措手內經謂治肝不應當取陽明一法通其下開其上為得應

十七

手方有好

金沸草　代赭石　硃茯神　川連　瓜蔞仁元明粉拌同打

製半夏　火麻仁　柏子仁　桃仁　炒枳實

另服更衣丸　二錢

沈巷趙左　痎瘧有年營衛藩籬不固秋暑外吸寒熱五日不解

欬嗽體痛當舍本治標法

鼠粘子　連翹　荊芥　前胡　枳殼　豆卷　杏仁

象貝　桑葉　橘紅　防風　荷葉

合　街王十二　咳減脉緩肺邪漸化尚少清肅下降之司肺主皮毛司腠理外來風寒宜時時謹避

白扁豆　雲苓　川朴　牛膝炭　炒苡仁　蜜炒桑葉

款冬炙紅　花粉　知母　杜蘇子　碧玉散　枇杷葉炙

元米　芦根

大湖甸八十　寒熱類瘧勢雖輕微瘧作後汗出膚冷下部遺泄此本質孱弱虛邪內伏還宜和散

川朴　白芍　製半夏　赤苓　青蒿　白薇

十三

杷叶　炙草　川石斛　茯苓　黑梔　生姜　紅棗

紅心港鄭二五　瘧邪無定或間日或三日一至風寒客於營衛暑濕深入陰絡非輕候也

桂枝　製半夏　炳子　炙草　草菓仁　知母　柴胡

赤苓　滑石　淡明　小朴　生姜　大棗

臕塲郭十五　瘧邪久淹正元虛營衛弱雖有伏邪深入難於外達

潔古謂養正則積自除毋汲汲於攻克

炳子　桂枝　党參　焦於术　白芍　製半夏

陈皮　炙皮　茯苓　滑石塊　砂仁　淡子芩

窑上秦廿五　崩漏已止白帶未淨肝腎真陰由下而虧奇脉空隙

炙黄耆　鹿角霜　帰身　煅牡蠣　焦冬术　冬苟　茜根炭

海螵蛸炙　陈皮　製香附　補骨脂　川斷　鮑魚片　蒲桃

廷川李　熱處濕中濕包熱外三焦混淆邪機充斥宗河間分

消法

川桂枝（辛溫入膀胱溫經去風）　生石膏（辛寒入胃）　猪苓（甘淡入腎膀胱利水滲濕）　茅术　赤苓　澤瀉

寒水石（辛鹹入腎涼血滌熱）　塊滑石（甘寒入膀胱發汗利小便）　甘草　腹絨　通草　生姜

十四

淡竹葉（甘寒清心利小便）

白鹿趙　少腹屬肝氣分滯血不調經来不淨少腹滯痛納食
作脹從足厥陰治
歸身（茴香炒煎汁）　白芍（桂枝炒煎汁）　蘇蘿子（味苦辛入厥陰）　炙草　製香附（苦辛入腎下氣解鬱）
青陳皮　川楝子　延胡　木香（辛苦入小腸調氣散滯）　烏藥（辛温順氣）

六圩埭李　時厲邪毒内陷不達起由霍亂上吐下洩刻下肢
冷脉伏症已棘手厥變在即
川連（吳萸干汜潮炒）　製川附　藿香　木瓜　蘇葉

橘红　茯苓　益元散　白术　製半夏　檳榔　竹二青

胡市汪　寒飲內伏引動而作喘欬子後坐不得卧肺壅氣逆也刻下正值發時姑以瀉肺滌飲法

葶藶　法半夏　淡干姜五味子同打　茯苓　橘红　蘇子

炙草　欵冬花　萊菔子　白芥子　杏仁　銀杏　大棗

沙上朱氏　經阻十月腹滿攻痛如孕兩脈細濇係寒凝血積病名石瘕夫石瘕生於胞中故妨月事姑以理氣逐血俟其動靜

宗子策　紅花　歸尾　牛膝稍　桃仁　五靈脂

延胡索　查炭　肉桂　澤蘭　香附　馬鞭草

琴川穆氏外邪雖散肝木未和氣滯則腹中攻痛痰濕阻中胃逆作嘔納穀不旺和中洩木理氣化痰

製半夏　白芍　吳萸　陈皮　金沸草　茯苓

西洋參　乾薑　木瓜　歸身　代赭石　佛手

廣玉金　白蔻殼

錢左霍亂之後脾胃正氣固傷濕熱下溜成痢澼出紅凍腹不

痛但覺後重裏急邪傷營分居多

杭白芍　歸身　木香　炒米炭　地榆炭

紫丹參　羌活　川連吳萸湯汁　炙草　查肉炭

炒扁荳　荷葉　穀糵

錢

濕熱下陷傷及營分腹痛下痢純紅宗潔古法

製大黃　枳殼　茯苓　木香　炒[illegible]炭　檳榔

歸身炭　獨活　查炭　乾荷葉

姚氏　前進導滯清熱燥濕之劑腸澼止腹痛減濕熱去而氣血

十六

漸和雖入坦境然中氣素弱易於溏泄近又秋燥傷上微帶欬
嗽當兼治為穩

於术土炒　朱茯神　炙姜皮　白芍　桑葉　苡仁
陳皮　半夏曲　淮山藥　蘇梗　遠志炭　砂仁
荷葉蒂　煨紅棗

沈巷徐左　伏邪糾纏四句不謹食物積滯濕熱糾結不解有汗
熱不清面浮腹痛滿若不慎調難許無事

製半夏　川連姜汁炒　焦查　雞內金炙　金瓜姜

製川朴　淡芩　枳椇　赤茯苓　江枳寔
製茅朮　澤瀉　薏仁　乾佛手

朱左　濕熱積滯下陷由胃及腸下痢紅凍帶水腹不痛後重裏急四肢浮腫乃正虛邪盛有鞭長莫及之虞

赤白芍（肉桂四分煎汁拌）　升麻（蜜拌）　地榆炭　銀花炭　枳殼
焦炒白朮　炙草　澤瀉　獨活　赤苓皮　木香
山查肉炭　乾荷葉

張左　左小腹漫腫按之益痛是濕毒結聚勢欲生瘍刻下秋燥

十七

上受咳嗽牽引亦痛肺絡不宣也姑擬和絡通再肺候嵩科主
持

金沸草　蝎尾　炒桃仁　蘇子　瓜蔞皮　杏仁
猩絳屑　鬱金　生苡仁　橘絡　冬瓜仁　枳殼
絲瓜絡　芦根

大竹園趙左　伏邪積滯相併寒熱如瘧有汗不能分清熱甚時
當臍之四旁氣攻作痛　氣亦釋重按覺舒乃肝鬱氣滯使
然散邪消積並行不悖

瓜蔞 枳实 廣木香 帶葉蘇梗 青皮 查炭
麦芽 檳榔 製川朴 採芸曲 砂仁 藕根肉

江陰楊左 失血兩旬早上吐出色紫且殷他時則紅腹中鳴而
胸脇（膊）刺痛脈濇舌白此宿傷在絡氣火衝斥也

炙三七 金沸子 桃仁 女貞子 製軍炭 蒡子
橘絡 老生姜 旱蓮草 歸尾 藕節 山查花

南莊李氏 產後月餘曾下紅凍現在轉為白凍腹痛後重寒熱
無定乃表裏之邪混淆積瘀未淨所致

大白芍　肉桂　焦查　檳榔　廣木香　獨活　赤苓
荊芥穗　柴胡　枳殼　炮姜　桔梗　荷葉　赤沙糖一錢

沙洲朱左　胼胝勞碌營衛虧肢節疼楚飲食失調健運遲而中脘作脹濕熱甚矣氣分滯矣生冷宜節寒暄亦宜慎矣

大豆卷　秦艽　焦查肉　檳榔　炒枳實　澤瀉
製川樸　蘇梗　白蔻仁　青皮　木瓜　川羌活
酒炒桑枝

王左　耳鳴失聰係水虧木旺腎虛氣衰之象宗經旨上病治下

法

熟地灵慈石末水拌打 杞子 白芍 兔絲餅 遠志炭

黄柏盐水炒 炙龜板 肥知母盐水炒 党參 蔓荊子 黄芪盐水炒

沙苑子 归身 乾石菖蒲根

蘇州孫左肅肺化邪肺氣漸暢是以汗出偏咳嗽減已屬佳境

惟瘧後營衛交虛腠理不密當預防之

旋覆花 牛膝炭 瓜蔞皮 橘紅 光杏仁 蘇子

南沙參 當歸身 冬桑葉 前胡 朱茯苓 象貝

老生姜　紅棗

老沙朱十三痛脹之餘氣分必虛近又頭暈目眩腰臂脊痠乃肝腎中氣不足也

歸身　白芍　杭菊炭　廣皮　川斷肉　杜仲

赤苓　焦朮　草薢　木瓜　香附　枸杞

合新街王女寒熱日作風寒舍於營衛踞於少陽當以和解

製半夏　柴胡　淡芩　炙草　草果仁　檳榔　查肉

茯苓　神曲　桂枝　小朴　生姜　紅棗

恬莊吳右　氣鬱邪伏熱不發越脘脹納穀欲嘔不寐神煩老年
正氣衰微中滿可慮
川連 吳萸一　乾姜　製半夏　青陳皮　廣鬱金　苡仁　硃茯神
帶葉蘇梗　雞內金　查炭　炒枳實　佛手　生炒麥芽

周莊方右　大瘧久纏正虛邪戀營衛交虧扶正撤邪
西洋參 元米ㄱ　白术 土ㄱ　茯苓　炙草　佛手　東白芍
製半夏　青蒿　淡芩　陳皮　生姜　大棗

後園孫 三の　形瘦脈弱四肢乏力乃本元不足虛怯之漸也

大熟地　製半夏　茯神　杞子　川芎　新會皮
懷牛膝　淮山藥　麦冬　木瓜

江陰宋　夙有吐血復發繼即伏邪糾纏刻下雖有起伏不能分清脈象右關鬱濇帶數左弦滑且大舌根焦灰中邊色少精杳不思穀脘痛結痞按之則痛細審病情體質素弱伏邪深入陰虛熱灼蒸逼營分血與熱搏挾痰阻塞胃絡非傳經入腑之邪可比拙擬和絡祛邪取介虫靈動之品深入營絡同氣相求之意未知有合於病情否

生龜甲　煅牡蠣　桃仁　赤芍　麥冬　枳實
川廣玉金　鮮生地　霍斛　蒲黄　五灵脂　益元散

路口橋下左　風熱外侵引動伏温内外合邪已經化火充斥肺
胃氣火有餘劫津焚液熱甚於裏上燻心肺清竅為蒙神識
似清若昧語言錯亂無緒氣逆嗆咳胸膈刺痛不能轉側舌
燥乾苔漸灰渴飲溲少脉来右大於左此時邪火正值鴟張
元神不克支持轉盼虁乾杯罄風動堪虞
川桂枝　石膏薄荷同打　瓜蔞仁　连翹　金沸草　硃云神

桔梗 知母 甘草 兜鈴 杏仁 白薇

竹茹 蘆根

吳巷陳一廿 伏邪未清脾胃未健形寒内熱四肢乏力和中祛邪

並行

焦白术 川朴 白芍 焦曲炭 陳皮 赤苓

蒼术炭 猪苓 砂仁 大腹絨 荷葉

王家弄許二二 伏邪寒熱日作雖能分清未得大汗伏暑散佈慮

其轉變

製半夏 葛根 枳實 赤苓 淡苓 柴胡 建麴

焦神曲 川朴 檳榔 益元散 生姜 竹茹

老宅錢 邪積相併下陷成痢腹痛下利裏急後重胸悶嘔惡

老年患此大勢極險

潞党參 羌獨活 赤苓 桔梗 查炭 前柴胡

川連（吳萸水拌汁炒） 炙草 枳殼 木香 炮姜 玫瑰花

鮮荷葉

鹿苑趙 五十 形寒內熱脘悶舌白脈來鬱數濕熱薰蒸氣機窒滯

當分利三焦以化濕熱

製半夏 淡芩 薏仁 枳殼 黑山梔 大腹絨 赤茯苓

橘紅 白薇 木瓜 廣玉金 澤瀉 辰灯心 淡竹葉

橫河張女 寒熱類瘧有汗不能分清熱來口燥渴飲舌白邊紅

伏邪漸化火陽明少陽居多還防轉重

製半夏 生石膏 薄荷同打 茅朮 淡芩 柴胡 甘草

白知母 豬赤苓 澤瀉 滑石 老姜 紅棗

港西祁二五 通絡肅肺諸恙就退惟納後脾少健運氣絡不宣仍

擬清肅肺金以肺主一身氣化也

瓜蔞皮　炒桃仁　桔梗　炙紫菀　製半夏　杏仁

白芥子　川貝　延胡　茯苓　金沸草　姜汁　青葱

大石橋徐左　寒戰熱劇狀如瘧象每日早輕暮重邪在少陽居

多宗和解法

製半夏　蘇葉　檳榔　赤苓　淡芩　柴胡

苡米仁　炙草　川朴　製蒼朮　生姜　紅棗

沈巷徐左　勞傷經絡血虛不營少於灌溉肩背節體疼楚形寒

内熱外邪兼受並作

羌活　豆卷　荆芥　防風　秦艽　木瓜

赤苓　全归　苡仁　连翹　黑山梔　桑枝酒炒

徐莊繆　揮霍撩亂之後繼即發熱乃表陽未復之象中氣亦

虚致四肢困倦

霍香　小朴　砂仁　木瓜　製半夏　赤苓　炙草

焦术　腹絨　苏梗　查肉　炒扁豆　佛手

徐巷李　伏邪久藴氣分塞滯形寒内熱脘悶不饑脉弦微數

邪機鬱勃莫外透乃佳

製半夏 橘紅 赤苓 焦山梔 廣玉金 炒枳實

淡豆豉 蘇梗 薏仁 瓜蔞皮 白桔梗 佛手

姜汁竹茹

新莊季 帶下雖減濕熱猶留氣分尚不通暢腸胃之病宜通

不宜補

製半夏 查肉 木香 赤苓 腹絨 紅枳殼

煨葛根 香附 砂仁 獨活 神术 荷葉

江陰沙三五 寒熱雖止脉猶帶數ミ為餘熱未淨濕濁素盛之體一時未易祛散再議分清消淡滲

製蒼朮 山朴 赤苓 陳皮 通草 腹皮 枳殼
黑山梔 猪苓 澤瀉 木瓜 萆薢 麥芽 佛手

泗港徐二三 寒熱夜劇邪伏陰分望其出表為順

製半夏 青蒿 淡芩 白薇 連翹 荊芥 赤苓
焦山梔 豆卷 羌活 橘紅 通草 生姜

祁家巷祁 上焦脉道漸通中部脾陽少健火不生土水飲內

内聚納食腹中即痛陰盛陽衰之象
焦冬朮　製川朴　茯苓　青陳皮　肉桂　遠志炭　雞内金
陽春砂仁　木香　炮薑炭　木瓜　乾佛手　大腹絨　黑大棗

無錫練十七　肝脾不調血虛邪伏寒熱之餘脘悶不舒氣不通暢
歸身　白芍　焦白朮　炙草　香附　炙柴胡　丹皮
黑梔　杭菊炭　薄荷　赤苓　生薑　大棗

馬司橋倪十九　寒熱經久兩脈躁疾防失血
製半夏　熟石膏　知母　甘草　佛手　白芍

瓜蔞皮　霜桑葉　杏仁　象貝　茯苓　稻粱

覆診　進凉解法熱勢已輕轉方兩和中參以徹邪

川石斛　枸子　白芍　地骨皮　青蒿　赤苓

炙甘草　澤瀉　玄參　焦山梔　瓜蔞皮　蘆根

青草巷錢　勞碌受感觸痧穢吐瀉之後正氣更虧寒熱無定

兩脉細弦慎調為第一

製半夏　藿梗　焦术　赤苓　川石斛　杭菊炭

製川朴　陳皮　絲絨　枳殼　宣木瓜　當歸身

老松香 佛手

五橋接楊 胃寒氣鬱脘痛作脹脈遲舌白温散正合

高良姜 淡吴萸 青陳皮 製半夏 竹茹

延胡索 廣鬱金 川楝子 合歡花 畢撥

陽春砂仁 佛手

孟莊陶左 進甘露生津和邪清熱之劑汗出未暢熱甚於内脉

来鬱數乃濕遏熱伏最難解散

製川朴 連翹 豬茯苓 焦山梔 秋絨 知母

廿六

淡子芩　麦冬　益元散　澤瀉　白薇　藕根

塘市李　身熱有汗不解脘脹作惡小溲短赤不通乃濕熱蘊結膀胱氣化不宣有癃閉之險

桂枝　白术　澤瀉　炙紫菀　猪赤苓　連翹

黑梔　滑石　芧猪　淡豆豉　淡子芩　灯心

木通　葱白

又

鹽水炒黄柏　鹽水炒知母　炙紫菀　澤瀉　淡芩　猪苓

赤苓　光杏仁　蜜炙升麻　麦冬　車前子　荸薺苗

塘橋趙　病後原虛氣血並弱陽虛則寒陰虛則熱每至晚而
来治以扶正兩和營衛
西洋參(元米炒)　茯苓　於术(土炒)　歸身　白芍　陳皮
製半夏　炙草　青蒿　山茱　生地(砂仁末拌炒)
軟白薇　生薑　大棗
福山浦(廿七 廿)　伏邪漸化脈靜身涼近日右小腹作痛寒氣入厥陰
之絡治以溫散
歸身　赤苓　木香　淡吴萸　党參　焦术　炙草

廿七

陳皮 木瓜 製香附 白芍 青皮 生姜 大棗

張家宕張八十室女經候五月未通面色黃瘁內熱脘悶腹中鳴響水聲漉漉兩脈弦舌無苔此氣熱血結肝脾兩傷勿輕視之

醋炒柴胡 當歸 白芍 丹皮 紅花 炒桃仁

製香附 生卷柏 澤蘭 川芎 益元散 云苓

焦山梔 延胡索 茺蔚子

本鎮周右濕暑瘧寒熱早宴無定脘悶咳嗽邪阻肺胃氣機窒

滯法以宣通

製半夏 赤苓 廣鬱金 枳殼 瓜蔞皮 象貝

製川朴 藿梗 益元散 杏仁 苡薏仁 老姜

北沙趙二五 濕流關節徧體手足疼重防風成痺

大豆卷 威靈仙 全當歸 苡仁 木瓜 左秦艽 秦艽

羌獨活 赤苓 西赤芍 劉寄奴 川斷肉 宣紅花

酒炒桑枝

沙州顧右 血虛氣滯肝不和致腹痛腰疼治以和中理氣

奎白芍　訶子　炙草　製香附　枳殼　查炭
炮姜炭　烏藥　延胡　省頭草　蔻殼

本城趙十六陰虛暑濕外吸肺胃清肅失司內熱少汗脉來虛數
當　體治病
陳香薷　白扁豆　赤苓　製半夏　荊芥　益元散
炒枳殼　川朴　白薇　黑山梔　青蒿　枇杷葉露
鮮霍香葉

老圩仲三二血崩後營陰大傷血不養筋為徧體疼痛近又暑風

外襲咳嗽法當兼顧

大豆卷　荊芥炭　前胡　鼠粘子　木瓜　嗵子　杏仁

杭菊炭　藿梗　赤苓　左秦艽　荷葉　酒炒桑枝

永仁圩候　食入不運傾囊而出脘中　此必痰飲濕

阻濁塞其閞格痞之萌

川連薑汁　枳實　党參　云苓　淡乾薑　製半夏

烏梅去核　赤芍　吳萸　橘紅　川椒目　竹二青

伏龍肝平泡湯代水

姚涇聶　初春產後不謹風寒咳嗽數月不止咳於夜尤甚若
不早急以　散開達深慮成損
蜜炙麻黄　杏仁　甘草　蘇子　花粉　前胡
牛蒡子　象貝　橘紅　桔梗　白前　老姜
大棗

蘇市橋趙七二　寒飲久蓄咳嗽歷年遇寒尤甚炎暑亦作者暑風
引動也
大力子　桂枝　熟石膏　橘紅　瓜蔞皮　蘇子

赤苓　生甘草　知母　款冬花　桑葉　牛膝炭

后莊王　暑穢積滯互結中焦脘脹納食尤甚內熱脉數宜以外解內消主之

小朴　枳實　檳榔　赤苓　瓜蔞　橘紅
蘇葉　萊菔　神曲　叩壳　生炒麥芽
另服藿正氣丸三錢

合新街孫右　投涼營導降之劑血得下行惟咳嗽依然甚則氣升欲嘔乃胃家尚多伏寒血後咳嗽宜慎

製半夏　瓜蔞皮　苡仁　橘紅　炒桃仁　牛膝炭

炙紫菀　南沙參　云苓　蘇子　冬瓜仁　絲瓜絡

竹茹　活水芦根

又孫　前因胃寒腹痛頓咳見紅經治後痛減血止惟咳不止除肺家風寒內伏髫齡之歲久延非宜

製半夏　炙艸　炙紫菀　桔梗　橘紅　炙百部

荆芥炭　薄荷　雲茯苓　花粉　蘇子　煉白蜜

塘橋陳十七　痎瘧半載有餘刻下寒熱日來鼻衄屢見營虛血熱

肺胃氣火有之

荊芥炭　丹皮　旱蓮草　細生地　茯苓　黑梔

牛膝炭　玄參　茜根炭　青蒿　甘草　竹葉

東墩景二三　外熱已輕內邪未化脘中作脹氣機不暢宗薛氏法

酒炒當歸　酒炒白芍　酒炒柴胡　炙草　赤苓

焦山梔　川楝子　香附　丹皮　荷葉

帶葉蘇梗　老生薑　大棗

永仁里丁二二　投潤肺撤邪法咳嗽漸減寒熱已止惟病起產後

八脈交虚一時斷難見功

瓜蔞皮　前胡　葶藶　杏仁　淅子　蘇子　荊芥

牛夕炭　象貝　橘紅　苡仁　冬瓜子　銀杏　大棗

東門潘左寒熱五日脈弦細數舌厚黄罩灰脘悶不舒此伏邪

積滯相併勢在方張

製川朴　檳榔　黑山梔　豆豉　淡芩　焦炭　枳実

瓜蔞仁　青蒿　连翹　赤苓　製半夏　蘇葉　茅根

沈巷徐左氣逆呃忒降之平之

旋覆花　煅赭石　製半夏　橘紅　赤苓　姜汁炒川連

淡吳萸（干姜）　廣玉金　公丁香　蘇梗　柿蒂　炙甘草

赤豆蔻　竹茹　佛手

西門許左　和營理衛扶正祛邪寒熱已止刻下肢足少力溲少

口燥乃老年正虛　虧養正補虛為首務

潞党參　白朮　陳皮　製半夏　查炭　雲茯苓

川石斛　牛膝　炙草　澤瀉　生姜　紅棗

天官坊趙　六二　投運脾利氣之劑氣機頗覺動流中滿亦得默運

四一

脉象弦浮老年脾陽呆鈍轉方扶火生土調理

製川附 於术 茯苓 陳皮 炮姜 澤瀉 煅牡蠣

雞内金 穀芽 香附 砂仁 佛手 省形子

東門陳 三七 勞碌中虛陰分尤弱熱甚於寒則心悸舌乾苔紅此

内傷重而外感輕也

细生地 辰茯神 白薇 乾首烏 棗仁 鮮石斛

煅牡蠣 穭豆衣 青蒿 杭菊炭 白芍 上廣皮

白蔻殼 合歡花

毛塘橋孫 九十 陰虛盜汗經來年以來入冬尤甚葆真為第一

大熟地　蜜炙黃耆　煅牡蠣　天冬　云神　於术

五味子　棗淨仁　遠志炭　炙草　淮麥　桑葉

製川附

西莊毛 二六 寒邪入肺〻熱喘咳〻甚欲嘔形寒身熱先以溫散

逐寒毋使邪留為幸

蜜炙麻黃　杏仁　川朴　前胡　蘇子　橘紅

瓜蔞皮　貝象　荊芥　牛蒡　生姜　葦根

製半夏

江陰沙　内熱未清頭暈昏重上焦風温在肺轉方清理餘邪

荊芥　大力子　連翹　斗皮　杭菊炭　杏仁

桑葉　黑山梔　鈎鈎　枳殼　薄荷

江陰朱　寒束於表熱鬱於裏咳嗽喉癢聲音不揚乃

牛蒡子　元參　桔梗　生甘草　花粉　焦山梔

象貝　杏仁　蘇子　前胡　連翹　茅根

冬桑葉

本城徐　中虚未復營衛未和由伏邪病後最多復病宜扶正

固本以善其後

潞党參　白术　茯苓　炙草　歸身　白芍　牛夕

懷山藥　陳皮　杞子　巴戟肉　桑椹子　胡桃

東門孫　陰虚未復內熱燔灼日蒸勞則尤甚久熱不化窮必

及腎家經旨陰陽並補

蛤粉炒阿膠　生白芍　天冬　炙黄芪　麦冬　炙艸

煅牡蠣　茯神　棗仁　地骨皮　淡菜

寧北張　進運脾生金法諸恙均退惟高年中虛金水兩虧上下不能兼顧宜治其中

潞党參　麥冬　五味子　淮山藥　乾姜　茯苓

上廣皮　白芍　白扁豆　川石斛　炙艸　於朮

七里廟張　八十　去秋伏邪早投補劑營未能和諧致寒熱不時舉發誦讀吟咏亦動肝腎虛陽易於上逆治當和中潛陽

製半夏　龜板　鹽水炒黃柏　砂仁　天冬　東白芍

遠志炭　炙草　炒左牡蠣　玉竹　蓮心　硃茯神

東門孫　熱勢至夜必發陰虛無疑疊進補陰小愈復作一由
調攝不善一由正虛邪伏
炙鼈甲　麦冬　麻仁　査炭　煅牡蠣　炙草
川桂枝　木瓜　蛤粉拌炒阿膠　炙龜板　大生地
生薑　紅棗

鹿苑留　投截瘧法寒熱之勢已輕中脘之痛亦止惟伏邪深
入三陰還當從陰引陽法
嫩〔桂〕　苡仁　炙鼈甲　炙草　於朮　淡芩

柴胡　製半夏　赤芍　蝉衣　青皮　陳皮

生姜　紅棗

塘橋汪五十　瘧發於辰戌丑未日屬於太陰瘧脈之弦大帶數

少陽邪熾木旺克土乘此春升之令因其勢而達之

潞党參　野於术　雲苓　炙草　豬炒柴胡　烏梅

製半夏　東白芍　當歸　陳皮　木賊草　生姜

鮮首烏　紅黑棗

徐市孫十八　瘧邪止而復來少腹痛而經汐未通此必氣滯血積

四五

與邪並熾膠結不解宗木鬱則達之佐以行瘀
醋炒柴胡八分 金鈴子一錢 京三稜二錢 醋炒蓬莪术一錢 土炒冬术錢半
酒炒白芍二錢 云苓二錢 生香附二錢 炙黑甘草四分 澤蘭葉一錢
宣紅花八分 生薑卜 大棗兩枚

邯市錢 濕下火注陰絡損傷下滲便血久延有痔漏之患
野於术錢半 醋炒川連八分 地榆炭錢半 槐米炭錢半 枳殼錢半
粉草薢一錢 酒炒歸身一錢 生白芍錢半 赤茯苓二錢 木香八分
乾荷葉錢半 十大功勞葉一錢

四六

老宅錢　瘧邪漸輕脈尚虛滯面黃色滯汗多力怯緣脾虛濕

困陽氣式微陽陰濁用事故也

東白芍　土炒白朮　湯炒[illegible]才　炙草　焦查　茵陳

硃云神　炮姜炭　生炒穀芽　絡皮　澤瀉　苡仁

塘市李　胃逆氣滯肝木順乘侵侮致中脘痞悶擬理氣和中

泄木佐之

製半夏　蘇梗　木瓜　枳實　砂仁毛　小毛川連吳萸禾煎汁拌

雞內金　陳皮　白芍　藿梗　省頭草　玫瑰花

陳墅金　清熱養陰下血已止腹痛未遲除內熱作渴肝脾不和也

東白芍　炙草　醋炒當歸　查炭　杜仲　粉萆薢

江枳殼　香附　土炒白术　烏藥　烏梅肉　荷蒂

沙上王　進保和法邪積內熱頗輕氣肺仍然　滿逆而不降喘咳不能左臥乃邪實於上積滞於中幼穉質弱還防變端

葶藶　薏仁　瓜冬子　苡仁　鮮沙參　瓜蔞皮

蘇子　茯苓　桑白皮　甘草　金沸草　黑大棗

活水芦根

南門童　身熱夜甚咳嗽胸脇痛夜卧不寧譫語喃喃此邪甚

正虛勢在方張

連翹　硃云神　黑山梔　杏仁　旋覆花　前胡　荆芥

白薇　瓜蔞皮　象皮　枳實　灯心辰拌　合歡花

虎龍圈席左　暑風引動伏寒入於肺肺氣逆咳咳喘面浮足腫

太陽氣化不行肺失下降之權致見症若斯

葶藶　五味子干姜同打　杏仁　益元散　白芥子　橘紅

蘇子　萊菔子　赤苓　瓜蔞皮　川桂枝　銀杏

引　大棗

石水洞錢右　欬嗽經月咳甚欲嘔脘悶氣逆重身恐子嗽之累

瓜蔞皮　前胡　橘紅　荊芥　赤苓　金沸草

炙甘草　杏仁　象貝　元參　薄荷　杜蘇子

炒枳殼　竹茹　鮮荷葉

黃家橋黃右　暑風外襲引動伏邪咳嗽氣逆頭暈　眩肝陽亦

虧由勞碌傷中致之

女貞子　前胡　茯苓　製半夏　橘紅　荊芥
杭菊炭　蘇子　桑葉　瓜蔞皮　益元散　生姜

合新街徐右　蟲積腹痛是宿疾咳嗽吐血乃新疴暑風襲肺童
穉不宜久延
炙紫苑　茜根炭　益元散　杏仁　牛蒡　前胡
杜蘇子　黑山梔　荊芥炭　白前　象貝　花粉
冬桑葉

合新街孫　勞傷咳嗽近發日甚咳傷絡更吸暑擾動陽絡陡

然失血盈盆脈來浮芤防血上溢
鮮生地　桃仁　茜根炭　穭豆衣　益元散　前胡
製軍炭　蘇子　牛膝炭　荊芥炭　炙紫菀　蘆根
本城趙　體質弱薄不耐熱蒸納食少進内熱帶咳脈虚微弱數
倣東垣法
西扁豆　益元散　赤苓　女貞子　絲絨　黑山梔　豬炒半夏
大杏仁　建麴　肥知母　陳皮　枇杷露（ᐟ）　枇杷露
定心圩倪右　肝脾兩虧血不養筋爲偏體痠疼頭眩眼花氣機

不和為脘悶若脹帶下過多奇脈亦屬空隙

鹿角霜　枸子　白芍　沙苑子　香附　陳皮　硃茯神

木瓜　黄松脂　補骨脂　砂仁　杭菊〻　蒲桃

東莊郁　產後傷及八脈肝腎因之虛耗腹中無日不痛脘悶

雜心中蕩漾經候前後不一氣血亦屬不和

吳茱　枸子　炮姜炭　肉桂汁〻白芍　製香附

川芎　紅花　台烏藥　醋炒延胡索　製半夏

萸肉炭　玫瑰花炭

合新街張左積受外感蘊祟於肺々逆致咳痰帶醒穢肺逆熱可知久延防癰

葶藶　杏仁　桔梗　連翹　桃仁　生甘子

象貝　黑山梔　苡仁　瓜蔞皮　芦根　大棗

七圩港季右頭暈鼻流黃水咳嗽又兼脘痛思高巔之上惟風可到擬散之先治其上

南沙參　川芎　淡芩　甘子　薄荷　蒼耳子

天花粉　白芷　防風　辛夷　鈎籐　淨連翹

五十

鮮苁菜

金巷金 太 精鬱傷中肝胃橫逆々則但升不降飲食入口即出四句以來一味涎沫上壅有出無入況年近古稀正元漸虧胃精日損格證已成矣拙擬苦温以制肝之逆苦辛以通胃之陽

吴萸つ川連千 臺人參〒 淡乾姜千 製半夏丙 枳實丙

真交趾桂卜 川椒目つ〒 雲茯苓〒 紫石英〆卜 大棗二个

蔣橋錢右 脈細弦而滑一索可徵腰痠腹痛下墜屬肝脾兩

虧之象而胎氣不安也和中理氣安胎主之

東白芍錢半 川芎錢半 砂仁八分 枳殼錢半 蘇梗錢半 生杜仲一錢

土炒於朮一錢 小朴一錢 酒炒芩一錢 藿香一錢 建蓮心二錢 白苧麻錢半

本城徐左脾陽未旺肝腎兩虧頭暈目眩宗經旨義下虛則上實

之旨做此立方

於朮 甘杞子 陳皮 茯神 沙苑子 靈慈石

川芎 炙甘草 党參 砂仁 大白芍 蒲桃

新莊吳左脈虛細心中 雜腹中鳴響此心脾營陰內虧食物

不甘中土脾陽少健

丹参　土炒白术　炒枳实　柏子仁　秫米炭　玉金

遠志炭　炙草　辰茯神　川芎　製半夏　砂仁

老柸木　煨子姜

本城俞左　兩脈弦大且數寒熱類瘧咳嗽痰粘舌白帶膩此伏

在膜原半表半裏之間宗吳氏法加減

製川朴　檳榔　炒菓仁　生甘　淡芩　益元散

赤茯苓　杏仁　枳实　青蒿　前胡　象貝母

老生姜　紅棗

塘市陳　雨淋受寒之邪射肺形寒內熱咳嗽喉癢方書謂形寒飲冷則傷肺是也

蜜炒麻黄　杏仁　生甘草　前胡　蘇子　象貝
荊芥穗　赤苓　桑葉　黑山梔　生姜　紅棗

東莊郭　轉筋霍亂之後肝脾擾攘之餘中土健運未甦

製半夏　木瓜　薏仁　炒苡仁　焦白朮　白扁豆
霍石斛　伏手　橘紅　小朴　炙草　赤茯苓

省抄学

白鹿張右　木不涵木肝陽挾火上冒狀如中氣從少腹上衝胸脘上犯清空猝然昏暈不省人事病由情志拂鬱而來日後有類中之弊

製首烏四下　天麻兩　酒炒白芍兩　紫石英五下　廣鬱金兩

靈慈石四下　橘孔下　酒炒當歸兩　炒枳實下　雲茯神三下

半夏麯一下　紅棗二个　姜汁炒竹茹下

本城丁　失血有年屢作屢止宜以凡劑調之

大生地 稻稈灰蔥石研末拌炒 三錢　女貞子 旱蓮錢半 黃酒少許 同蒸晒乾 三錢　茜草根 炒炭 三錢

梔子 醋炒黑 錢半　阿膠 蒲黃拌炒 三錢　淡秋石 半　金花香附 醋炒 錢半

北沙參 元米拌炒 二錢　紫丹參 鹽水炒 二錢　生綿文大黃 韭菜根汁拌蒸晒 二錢

東白芍 生晒 錢半　地鱉蟲 酒醉 十只　淨血餘灰 錢半

本城陳　濕熱化火下陷二腸傷及營陰澼出純血後重不爽

兩月不止年近古稀不可忽視

醋炒川連 半　紅米炭 錢　地榆炭 錢　查炭 二分

酒炒梔子 錢　酒炒白芍 錢　炒枳殼 錢　木香 八分

五三

炙黑甘草五分　蜜炙紫菀一錢　延胡一錢　荷葉一錢

張市周左　暑濕下注成痢，痢減生瘍，瘍散之後復又轉痢，其邪由經入府，由腑入臟，一層漸深一層，陰液之耗不待言矣。肺與大腸表裏相通，大腸主津，津虛則邪火上炎，致咽嗌紅痛，艱納湯水，且中脘瀰漫，氣抑不舒。際此上下交征，中無抵柱，何恃而不恐。勉擬一方，備參末議，速候明者早酌。

杜阿膠蛤粉拌炒　人中白　元參　鼠粘子　大白芍　桔梗

蜜炙桑葉　莧麥冬　甘草　淮山藥　鮮沙參　荷蒂

雞子白沖　白陳倉米

蘇州夏右　兩脈虛弱弦寸部數大中虛氣鬱肝陽時復上升擊動陽絡屢經失血不時轟熱凜寒心煩足腫口甜舌紅乃心陰素弱脾家復多濕熱病機夾雜息心靜調為貴

羚羊片　女貞子　旱蓮子　丹參　白薇　茜根炭

廣玉金　煅牡蠣　硃云神　沙苑子　柏叶炭　穭豆衣

白殘花

烏墩錢氏　肝腎兩虧血虛不榮脈絡頭暈耳鳴心懸不寐腰痠

下帶皆奇脈空隙精血内損故也

大熟地錢 酒蒸 大有芪三錢 蜜炙 歸身二錢 酒炒 大白芍錢 法半夏錢半

甘杞子二錢 硃云苓二錢 陳皮炒錢 潞黨參三錢 於術土炒二錢

煆牡蠣四錢 明天麻錢 龍骨二錢 酸棗仁二錢 淡天冬二錢 杜仲二錢

莧麥冬二錢 沙苑子錢半 鹽水炒 柏子霜錢半 遠志炭五分 川斷二錢半 鹽水炒

萸肉炭錢半 樗根皮 炙 錢半 淮山藥錢四分 龜鹿角膠錢半 阿膠二錢半

煉白蜜四錢 收成膏

江陰季左 流瘍雖散濕熱阻於脈絡未經驅淨又兼平昔多鬱

氣機窒滯寒熱類瘧日重日輕脘悶心悸咽中氣抑狀如炙臠咯之不出嚥之不下俗名梅核氣也

老川朴　川連（吳萸湯汁）　蘇葉　製半夏　橘紅　桔梗
煅牡蠣　薏仁　石決明　硃云神　白芍　川貝
枇杷葉　竹茹

後園繆左　神識昏蒙語言錯亂遺尿遺　兩脈無神乃溫邪逆入膻中痰火內閉厥變在即

硃茯神　遠志炭　陳胆星　焦山梔　真川貝　白薇

石决明　連翹勿去心　硃麥冬　橘紅　廣玉金　丹皮

石菖蒲　辰灯心

覆診　火勢雖鬆神志未定遺尿不知妄言亂語痰火擾亂神識其症尚在險途

雲茯神　生龍骨　遠志炭　左牡蠣　川貝　胆星陳

龍胆草　廣玉金　連翹　焦山梔　白薇　橘紅

竹茹　青菓　合歡花

福山崔右　產虛不復營衛虧而寒熱糾纏肝腎弱而淋漓赤白

近又食物不節腹痛下洩後重不爽氣滞脘悶病機夾襍善調無變則吉

陶子 白芍 木香 查炭 淡吴萸 獨活 枳殼

發綫 炮姜 川朴 薏仁 製香附 荷蒂 老蘆菔根

惠

右去冬温邪擾攘之餘留邪在肺〻逆致咳〻嗽糾纏不已氣逆痰粘所去極多津液悉化頑痰形肉因之消耗寒熱無定納食不旺脾土又少生化之權久病以胃氣為本土旺金生為老年久嗽議治

南北沙參 牛蒡炭 硃云神 製半夏 麥冬
五味子五分（干姜同打） 橘紅一錢 金石斛三錢 冬瓜仁三錢 生苡仁四錢
海浮石二錢 蘇子一錢 沉香五分 木蝴蝶八分 核桃二枚

錢幼熱痰内閉竅秘神蒙語言錯亂起卧不安脈象不調症屬
棘手

連翹 生大黄 焦山梔 廣玉金 芒硝 金瓜蔞
杏仁 遠志炭 薄荷 生甘草 煉蜜冲 竹葉
減方去大黄加硃云神 白薇 丹皮 豆豉 牛黄清心丸一粒 薄荷湯下

龐左 神識少慧咳嗽痰粘耳聾不聞邪火充斥勢有內陷生變

鮮生地 連翹 瓜蔞仁 生枳實 廣玉金 知母

製姜虫 杏仁 黑山梔 丹皮 白薇 赤芍

硃砂拌燈心 蘆根

宋右 產後五朝寒熱下痢腹痛裏急後重不爽澼出白凍襍血水晝夜無度惡露全無脉右弦數左細濇不和且查不思物嘔惡特甚濕熱有上衝之勢症在險途

人參 羌獨活 炙草 柴前胡 枳殼 廣木香

五七

桔梗　赤茯苓　查炭　川芎　生姜煨　乾荷葉

炮姜炭　陳倉米絹包

錢　右久咳不已三焦俱虛氣浮於上腎少攝納〻食少味是焦

病也刻下寒熱無定舌白少聚脉來浮大空搏津液被氣火

煎熬肺燥特甚宗經旨上病治下不越乎子母相生同治

大熟地蛤粉炒　麦冬盐水炒　牛膝盐水炒　山百合　茯神　白芍

炙紫菀　天冬　款会孖盐水炒　淮山药　北沙参　五味子蜜炙

胡桃生姜半同打　又去沙参　五味　加洋参元米炒

孫右　經汐落後來時腹痛腰痠淋濁兩脈虛濇乃肝脾營陰內虧氣不攝血之徵夫女子以肝為先天從乙癸同源之議

歸身　丹參　海螵蛸　鹿角霜　白芍　香附
阿膠蒲黃炒　牡蠣煆　枸杞子　茜根炭　綿芪　蒲桃

陸左　病經兩旬於內熱甚耳聾神呆心中煩熱不臥脈至數大症勢極險

羚羊片　丹皮　枳實　赤芍　硃茯神　硃砂染燈心
石決明　黑山梔　白薇　連翹　廣玉金　生鱉甲

橄欖

徐右　春溫候外邪火燻灼津液內枯身熱有汗不解舌黃肌乾
灰邊赤絳心煩不寐肢體疼楚身佈赤疹防陷變幻

鮮生地　鮮沙參　丹皮　赤芍　茯神（硃茯神）　黑山梔
大麥冬　瓜蔞皮　白薇　連翹　茅根　蘆根
甘蔗汁　又去沙參　加鮮石斛　杏仁　竹茹

錢左　時邪擾亂頭暈嘔逆心神暴燥脈象不調厥變在即

製半夏　檳榔　藿梗　赤苓　荊芥　炒枳實

製川朴　淡苓　橘紅　苡仁　淡豆豉　蘇葉

紫金錠　杵冲

林　左　溫邪充斥三焦灼熱咳嗽氣升呃忒二便不通且少腹高

如壠瓦是膀胱氣化失司病機夾雜難兼顧

瓜蔞皮　桂枝　豬茯苓　焦山梔　淡子芩

川黃柏　白朮　車前子　南沙參　炙紫菀

甘草梢　瀉澤　淡竹葉　螻蛄　酒洗　五只

陶　左　神識已清身熱外重胸佈丹疹邪火有外達之機頭重兩

額岑痛係太陽經之邪壅遏所致也

荆芥　鼠粘子　羌活　防風　連翹　淡豆豉

蟬衣　焦山枝　鈎鈎　梹榔　橘紅　桑寄生

竹茹　茆根

譚女病經一月失於調養徧體浮腫狀如水氣大腹膜脹拼攻

作痛脈至細濇經阻不行瘀勢極重

川桂枝　炮姜炭　枳实　製川朴　澤瀉　茯絨　小青皮

炒桃仁　牛膝　赤苓皮　製軍　佛手　陳香櫞櫞　交趾肉桂

楊左　夙有肝鬱肝脾偏勝已久初春痛嘔之餘脾胃益以困頓經月以來杳不思穀胸脘反覺痞滿大便三旬未　脈至細弦遲濇據此脈症參之是一派陰濁凝冱清陽不能上升即所謂地氣上加於天也　當空陰霾必散倣喻氏剛多柔少扶火生土之議

製川附八分　洋茱錢　枳朮錢（枳實炒）　茯苓三錢　廣皮錢　上肉桂四分
谷芽三錢　遠志八分（志炭）　半夏錢半（薑汁）　伏龍肝三錢煎湯代水

張左　邪火雖退津液未復舌苔紅刺口唇微腫心脾鬱熱未清

寐有錯言乃心陰亦虧也

細生地　白薇　黑山梔　合歡花　丹皮　遠志炭

鮮石斛　當歸　硃茯神　天花粉　甘草　紫金錠

嫩蘆根　又去遠志　加麥冬　玄參

朱左　少腹高突隴起如阜小便不利大便不行氣逆呃忒此膀胱氣化不宣濕熱下注使然

生白朮　瓜蔞　桂枝　豬苓　澤瀉　赤苓

川黃柏鹽水炒　大腹皮　當歸鹽水炒　肉桂　橘紅　紫菀蜜炙

車前子　淡竹葉　又照方去黄柏知母　肉桂　加鮮沙參　麥冬

陶左　内外勢熱未化寐中時有讝語脈象左部弦大陽明厥陰邪火猶熾還宜清二經餘邪更須佈瘖則吉

羚羊片　鮮生地　黑山梔　連翹　丹皮

鼠粘子　硃茯神　白薇　淡芩　赤芍

廣玉金　白知母　蘆根　硃砂拌燈心

蔡左　頭面腫勢漸退兩耳不聞乃風毒上攻未化大便溏洩亦屬邪火下洩之象

荆芥　連翘　枳殼　馬勃　薄荷　赤芍　青蒿

白薇　丹皮　銀花　花粉　鈎〻　苦丁茶

王左　温邪充斥肺胃咳嗽痰粘胸脇掣痛灼熱無汗心胸燔逆煩躁不安脈來弦數邪火正在鴟張望其邪達汗達疹佈爲幸

葛根　石膏薄荷同打　瓜蔞皮　杏仁　大力子　白薇

象貝　蘇梗　豆豉　連翘　黑山梔　甘草

茆柴根肉

恵左神識昏默倦臥不語頭多汗脈弦滑此邪火夾痰火蒙心竅或時遺溲不知大勢難許無變

生鱉甲四錢　廣郁金錢半　桃仁二錢　郁李仁二錢（活つ）　青礞石四錢（[illegible]煅）

陳胆星一錢　酸棗仁二錢　白薇錢半　遠志炭一錢　淨蟬衣八分

生枳實錢半　石菖蒲根八分　活地鱉虫十只（酒醉）

臨症醫案

篠翠居藏

吐血 附鼻血

姜左　始而吐血繼而痰中帶血兩旬甫止刻下喉燥氣逆嗆欬不已脈虛弦舌薄紅陰液素弱虛邪逗留亟宜愼寒煖節惱怒息心靜調庶可霍然

阿膠一錢（蒲黃炒）　牛蒡子一錢　叭杏仁三錢（去尖打）　蜜炙兜鈴八分　花粉三錢

桑葉錢半（蜜炙）　黑山梔一錢　生炙甘草五分　蜜炙紫菀一錢　橘紅五分

川貝錢半　枇杷葉兩片（去毛筋蜜炙）　白檽米四錢（絹包）

又　投錢氏潤肺生津爲邪留肺燥致欬而設迺來內熱已減欬勢頗輕惟從血後而得當加意調攝

杜阿膠一錢（蒲黃炒）　花粉三錢　牛膝炭三錢　元參錢半　雲茯神三錢

南沙參三錢　紫菀炙一錢半　橘紅一錢　生苡仁四錢　川貝母一錢半

紫蛤殼五錢　桑葉蜜炙一錢　枇杷葉去毛蜜炙兩片

虛

春間溫邪之後邪留未清益以調攝不慎咳嗽曾經見紅經水愆期脈虛數

乃正虛邪戀防入損途

蘇子研一錢　杏仁一錢　大熟地三錢　南沙參一錢半　上廣皮一錢　松殼一錢半

帥才漂一錢　廣木香五分　製半夏一錢半　東白芍酒炒一錢　葛根八分　川芎五分

桔梗八分　生甘草三分　秈米兩勺　枇杷葉去毛筋蜜炙八分

錢

近日秋燥上逆咳嗆更甚吐出純紅診脈兩寸弦大舌紅少苔乃肺燥液虧陽

絡損傷先治其上

阿膠蛤粉拌炒二錢　藕節炭二錢　元參一錢　花粉二錢　黑山梔一錢　蘇子研一錢

又左兩脈虛濡微弦自覺肢體乏力失血後肝腎不足陽絡損傷議以肝腎並補尤宜善自調攝

旱蓮子 一錢　紫菀 炙 一錢　藕根炭 一錢　鮮生地 洗 一兩　燕肉 二錢　女貞子 三錢

滋党參 三錢　雲神 三錢　野於朮 土炒 二錢　炙草 八分　杞子 炒 二錢　大生地 蒸? 二錢

橘仁 一錢　懷牛膝 鹽炒 三錢　女珍子 三錢　旱蓮子 三錢　淮山藥 土炒 三錢

澤瀉 三錢　蒲黃炭 兩分 包　桑葉 一錢

又丸方

北沙參 米拌炒 四兩　女貞子 蒸 四兩　旱蓮子 生曬 三兩　醋炙鱉甲 四兩　血餘炭 二兩

綿紋大黃 生切用韭菜汁拌九蒸九曬 四兩　藕根炭 二兩　懷牛膝 二兩　雲茯神 四兩

生地黃 四兩　紫丹參 鹽水炒 四兩　阿膠 蒲黃拌炒 二兩　沙苑子 炒 四兩　小薊炭 二兩

用穭豆衣一兩藕節十枚煎湯泛丸

頁

伏邪未已又感秋燥咳嗽見血喉痛聲嘶乃金實無也

牛蒡子三錢　甘草五分　桔梗一錢　象貝三錢　連翹三錢　蘇子三錢

瓜蔞皮（炙）三錢　前胡一錢　杏仁三錢　元參三錢　赤苓三錢　桑葉一錢

朱　右咳嗽經久不時見血脇痛不寐心肝邪火內熾陰血耗損靜調為囑

金沸草（絹包）三錢　橘絡一錢　茯神三錢　藕根炭一錢　杏仁三錢　荊芥炭五分

炒枳殼五分　前胡一錢　瓜蔞皮三錢　冬瓜仁（打）三錢　蘇子（研）一錢　絲瓜絡五分

蘆根一兩

又　左熱勢早輕暮重有汗不能分清陡然吐血諒血（凝）瘀在絡症勿久延

荊芥炭五分　桑葉一錢　杏仁三錢　黑山梔三錢　鼠粘子三錢　黃芩五分

軟白薇錢半　赤苓三錢　枳殼錢半　肥知母錢半　連翹三錢　節根四錢

周

咳嗽經年中秋節陡然失血刻下喉燥即欬脈來虛數症非輕候

茜根炭錢　小薊炭錢　牛膝炭三錢　阿膠（蛤殼拌炒）二錢　知母二錢

鄒

左兩脈細數舌刺紅無苔咳逆曾經見紅形瘦色枯雖係風寒而起因而持久精血殘憊上損及下治肺無益

杜阿膠（蛤殼拌炒）錢　牛膝炭三錢　炙龜板四錢　橘紅錢　雲茯神三錢　天花粉三錢

女貞子三錢　生薏仁三錢　知母（鹽水炒）錢半　黃柏（鹽水炒）錢半　大熟地四錢　狗脊筋（炒）半條

王

去秋失血之後咳嗽糾纏氣逆為喘兩脈細數少神乃金水兩虧入損難免

阿膠（蛤殼炒）錢　川貝母錢半　牛膝炭三錢　花粉三錢　橘紅錢　薏仁錢

南北沙參錢　雲茯神三錢　光杏仁（去）三錢　蘇子（研）錢　海浮石錢半

吐血附鼻血　三

孫
木蝴蝶 [illegible] 枇杷葉 去毛筋炙 兩片
金水兩虧咳嗽氣逆不時失血望六之年雖無性命之憂有終年之累
牛膝炭 三錢 女貞子 三錢 旱蓮草 二錢 蘇子 二錢 炙紫菀 一錢 瓜蔞皮 三錢
粉前胡 一錢 雲茯神 三錢 川貝母 去心 南花粉 二錢 粉丹皮 一錢 銀杏 打 七粒

趙
季夏木火當旺陽升血溢曾見數次幸不欬嗽此陽絡損傷積瘀在絡戒惱怒
節勞為囑
女貞子 三錢 生扁豆 生打 四錢 旱蓮草 一錢 黑山梔 三錢 血餘炭 二錢 桃仁 打 二錢
茜草 [illegible] 石決明 先煎 八錢 益元散 荷葉包 四錢 扁柏炭 一錢 製軍炭 七分 [illegible] 二錢

李
兩脈虛大微數寒熱無定咳經見血食少氣淺乃營衛失和脾肺交虛之象
生扁豆 生打 四錢 牛膝炭 三錢 女貞子 三錢 雲茯苓 三錢 蘇子 研 二錢

益元散四錢（荷葉包）　炙紫菀一錢　紫丹參錢半　川石斛三錢　前胡一錢
桑白皮一錢　象貝母三錢　絲瓜絡錢半　紅棗兩枚

范　兩寸脈弦大且搏，咳嗽兩載，曾經見血，欬痰濃厚，從疹後得之，恐入損途。
蘇子二錢　象貝三錢　杏仁三錢　苡仁四錢　瓜蔞皮三錢　橘紅一錢
紫菀一錢　前胡一錢　荊芥錢半　赤茯苓三錢　枇杷葉兩片（去毛筋炙）

曹左　喘咳兩月，曾經鼻衄，後咳嗽糾纏不瘥，近又暑邪犯肺，咳劇鼻血又發，肺逆陽絡損傷，非輕候也。
葶藶子一分　黑山梔三錢　蘇子（一研）三錢　杏仁三錢　炙紫菀一錢
瓜蔞皮三錢　牛膝炭三錢　川貝錢半　白前一錢　益元散四錢（荷葉包）
茜根炭一錢　絲瓜絡一錢　蘆根一兩

吐血附鼻血

孫 幼 陰分不足內熱易生咳嗆口鼻出血肺金益弱暑風上犯有之

荊芥炭五分 連翹一錢 花粉三錢 杏仁三錢 川貝母五分 鼠粘子（研）一錢

炙紫菀一錢 前胡八分 知母五分 益元散（荷葉包）三錢 冬桑葉八分 枇杷露一兩

再右參脈兩寸浮大喉間氣抑如梗痰中見血兩脇板痛此氣火有餘肝肺兩經不

調靜攝為要

瓜蔞仁三錢 旋覆花（絹包）一錢 川貝母二錢 杏仁三錢 花粉三錢

炙紫菀一錢 益元散（荷葉包）三錢 茜根炭一錢 黑山梔一錢 元參三錢

丁左 先吐血後 衄營虛則內熱易生刻下面黃力怯心悸頭暈乃虛黃之候

生白芍五分 生苡仁三錢 茯苓神三錢 牛膝（炒）三錢 焦白术一錢 木瓜一錢

紫丹參（炒）一錢 柏子仁一錢 粉萆薢一錢 橘紅一錢 川石斛三錢 杭菊（炭）五分

徐左 秋燥傷肺咳甚見紅且面(浮)腫太陰氣化不宣氣滯則水蓄不行腫勢所由来也

金沸草 杏仁 前胡 瓜蔞皮 桑白皮 東苓皮

製川朴 蘇子 川貝 葶藶 枳皮 陳皮 銀杏

絲瓜絡

製首烏〤 酒炒桑枝〇〤 秫米 兩个

史 烟嗆傷肺咳嗽糾纏咳甚見紅肺絡傷矣咳勢不減究非佳境

南沙參 二錢 阿膠(蒲黄拌) 二錢 牛膝炭 二錢 牛蒡子 二錢 光杏仁 二錢

炙甘草 〇〤 馬兜鈴(蜜炙) 〤 元參 二錢 南花粉 二錢 炙紫菀 一錢

糯米 朱 煎湯代水

吳左　宿傷在絡，絡損血溢，歷經數載，近交大寒節，血溢較多，兼带咳嗽，胸脘掣痛。章脈尚安靜，惟嫌虛濡，舌苔少聚，乃中虛氣絡不和，息心靜調為第一。

金沸草 三錢　女貞子 三錢　旱蓮草 三錢　茜根炭 五分　白扁豆 四錢

牛膝炭 三錢　生甲 七錢（海蛤粉一錢炒）　炒棗仁 三錢　炙紫菀 一錢　血餘炭 五分

北沙參 三錢　參三七 七分（研沖）　藕節 兩個

葉　胃寒積飲，氣火有餘，致傷陽絡，不時痰血相雜而吐，宗薛氏法。

生扁豆　旱蓮草　女貞子　橘紅　川廣玉金　桃仁

茜根炭　生苡仁　炒枳殼　蘇子　茯苓　扁柏炭

吳左　吐血凡方（蛤粉炒膠珠一錢）

大生地 五錢　牛膝 五錢（韭汁炒）　雲神 三錢　女貞子 三錢　旱蓮草 三錢

阿膠（蒲黄拌）一錢　白芍（鹽水炒）一錢　北沙參一錢　淡天冬（元米拌）一錢半　血餘炭一錢

茜根（炭）一錢　萸肉炭一錢　用穭豆衣一錢　剪芋一錢　煎湯泛丸

徐左　濕熱內熾胃絡不和陽明脈盛血溢治以降下

白扁豆（生打）四錢　製半夏一錢半　早蓮草三錢　橘紅一錢　荊芥炭一錢半　穭豆衣三錢

生苡仁四錢　雲茯神三錢　炒枳實一錢　惝尾一錢半　炒桃仁（打）一錢　藕節兩个

卑左　鼻衄止後陰液大傷咳嗽咽痛甫愈肺燥未復從上中調養

細生地四錢　牛膝炭三錢　元參三錢　茯神三錢　白芍一錢半　惝子（活）一錢半

肥玉竹三錢　川貝母三錢　知母一錢半　淮山藥（土炒）三錢　陳皮一錢　藕節兩个

景　久咳傷肺驟然見紅脈虛舌白症勢非輕

鮮生地六錢　牛膝炭三錢　茜根炭三錢　花粉三錢　前胡一錢　象貝三錢

金沸草絹包 一錢　杜蘇子炒研 錢半　蒺藜兩个　絲瓜絡 二錢

黄右　風溫外侵肺胃邪留身熱咳嗽鼻衄治以清散

荊芥炭 二錢　丹皮 二錢　杏仁 三錢　薄荷 七分　茜根炭 二錢　前胡 一錢

黑山梔 三錢　連翹 錢半　白薇 二錢　青蒿 二錢　甘草 四分　節根 一束

朱右　久嗽不已則三焦受之歷經四載不時見血乃心肝脾營陰内損肝火燔灼扣

金則鳴内損殊甚奏績非易

阿膠蒲黄炒 錢半　生白芍 二錢　硃茯神 錢半　蘇子研 錢半　石决明 八錢　炙紫菀 一錢

牛膝炭 三錢　杭菊炭 二錢　淡天冬 錢半　花粉 三錢　蘆根 八錢　白糯米絹包 三錢

又幼　陽明濕火内熾　衄屢屢齦腐口臭自幼多食甘物濕熱蘊胃有牙　之累

熟石膏　霍斛　知母　甘草　丹皮　細生地

黑山梔　訶子　醋炙升麻　野薔薇根

李　右自初秋寒濕水邪侵淫兩足浮腫經候閉塞不行刻下鼻血上逆甚多兩目無光肝脾營血受傷邪留不去為患甚深矣

荊芥炭五分　桃仁十粒二錢　歸尾五分　澤蘭一錢　赤苓皮二錢

牛膝炭二錢　竹茹炒二錢　旱蓮草二錢　茜根炭一錢　黑山梔二錢

生卷柏八分　橘紅一錢　蒲黃荷葉包一錢　貫仲　丹皮一錢　梓木二錢

又　右肝火犯肺氣逆上升咳嗽帶血頭暈心悸老年屬陰虛内虧之象

阿膠蒲黃炒一錢　蘇子一錢　牛膝炭二錢　硃茯神二錢

紫菀炙一錢　石決明一錢　冬瓜仁二錢　茜根炭一錢

花粉二錢　穞豆衣二錢　生苡仁二錢　蘆根一兩

吐血附鼻血

瘀在肝大擊動陽絡血　復發宗繆氏法

細生地四錢　旱蓮草三錢　女貞子三錢　茯神三錢　牛膝炭二錢

荊芥炭五分　茜根炭一錢　白扁豆生打三錢　石決明一兩　粉前胡一錢

穭豆衣三錢　橘絡一錢　桑葉三錢　梓木一錢

喘欬痰飲

李左　先欬嗽後發熱邪蘊於內又受外感從手太陰開洩

牛蒡子　荊芥　前胡　杏仁　製半夏　橘紅

黑山梔　連翹　赤苓　蘇子　象貝　茅根

何左　外邪已散內痰踞結少陽平昔多鬱鬱則少陽生風不振頸項筋脹左重右輕

防成結核之累　製半夏　真川貝　元參　煅牡蠣　醋炙柴胡　連翹

薄荷根　焦山梔　南花粉　丹皮

繆左　風溫邪留致肺為咳

杜蘇子　杏仁　前胡　象貝　橘紅　炙紫菀　雲苓

荊芥　牛蒡子　炙甘草　白前　冬桑葉　茅根

錢右兩脉虛弦微數欬久氣逆動輒尤甚金水並虧肺失清肅下降之權腎少攝納吸氣之根病係内損補益得宜尚可帶病延年

天麦冬　南沙参　懷山药　硃云神　牛膝炭　奎白芍

甘杞子　炙龜板　製首烏　山百合　毛茉燕湯代水

劉左宿哮四載遇寒即發欬喘不時卧現在氣喘雖平而欬嗽未止肅肺化痰緩圖

蘇子　焦白朮　前胡　云苓　北五味干姜同打　製半夏

川桂枝　紫菀　炙草　欵冬花　銀杏

楊左咳嗽夜劇内熱舌白臟邪蘊肺胃升多降少自冬及今不愈勿忽視之

甜葶藶　蘇子　前胡　杏仁　瓜蔞皮　橘紅

麦冬　象貝　生米仁　牛膝炭　花粉　蘆根

邵左　金水兩虧鬱抑情志：火有餘欬嗽遇勞尤甚身熱無停延久冷嗽之累

南沙參　牛蒡子　蘇子　橘紅　製半夏　前胡　赤苓　蝸牛

金沸草　小朴　杏仁　象貝　絲瓜絡　木蝴蝶三分

徐右　中虛飲積氣逆如喘納穀作脹和中化飲主之

製半夏　橘紅　雲苓　桂枝　焦冬术　廣玉金　蘇子

小枳實　萊菔子　生香附　竹二青　姜汁

支左　病後失調虛邪襲肺致欬食少肢足乏力久延防痰火之累

瓜蔞皮　蘇子　製半夏　橘紅　款冬花　赤苓　生苡仁

生蛤殼　馬兜鈴　杏仁　牛蒡子　木蝴蝶

支左　中虛飲積肺逆欬嗆入夜尤甚降之潤之

製半夏 橘紅 雲苓 焦於朮 桂枝 炙草 蘇子 花粉
蛤殼 生苡仁 款冬花 象貝 茅蘆 銀杏

蔣左 暑風襲肺 欬嗽夜甚 形寒身熱 從手經治
牛蒡子 象貝 赤苓 焦山梔 杏仁 枳殼 益元散
淡豉 粉前胡 荊芥 薄荷 冬桑葉 茅根

史左 烟嗆耗肺 致欬百日不止 氣燥液虧 治當潤降
蜜炙紫菀 花粉 金沸草絹包 茯苓 前胡 元參 杏仁
象貝 生甘草 桔梗 冬桑葉 白前 煉白蜜冲

又 投潤肺清金之劑 欬減痰亦易出 據述嗜烟之嗆而起 肺燥氣逆無疑
鮮沙參 花粉 赤苓 白前 生草 蘇子 杏仁 炙紫菀

牛蒡子　元米　桔梗　冬桑葉　煉白蜜

劉左　寒飲積於肺絡氣逆痰阻欬嗆氣喘不得安臥脈弦舌白膩成哮喘

製半夏　橘紅　北五味（干姜同打）　炙草　瓜蔞皮　炙紫菀　款冬花

蘇子　旋覆花　生蛤殼　白果肉

嚴左　寒熱已退咳嗽未止肺邪逗留怕防內傳

蘇子　花粉　前胡　杏仁　牛蒡子　象貝　橘紅

荊芥　玄參　紫菀　赤苓　冬桑葉　老姜

孫右　欬久肺氣清肅下降失職虛則氣不化水為偏體浮腫欬甚於夜身疼脈弱不易速愈

金沸草　杏仁　佛手　赤苓皮　葶藶　蘇子

牛蒡子　橘紅　桑白皮　款冬花　銀杏

商左　春感風寒欬嗽經年不愈肺虛邪伏可知近又暑風上受欬甚又寒熱乃勞傷之漸

旋覆花　杏仁　生苡仁　冬瓜仁　杜蘇子　前胡　象貝　橘紅

瓜蔞皮　荊芥　連翹　焦山梔　絲瓜絡　蘆根

范女　投肅肺潤降法血雖未見而咳嗽依然歷經兩載風寒深入肺虛邪留非細也

旋覆花　蘇子　前胡　象貝　花粉　橘紅　大杏仁

甘草　桔梗　百部　白前　荊芥　煉白蜜

何左　欬逆喘急但坐不卧寒飲壅肺治以溫降

蜜炙麻黄 杏仁 蘇子 橘紅 北五味（干姜同打） 瓜蔞皮 生白芍
金沸草（絹包） 炙草 茯苓 製半夏 瓜蔞皮 姜 棗

王左 寒伏肺絡結成窠臼歷有汗。年所遇寒着惱怒引動即作喘欬坐不得卧刻下喘欬甫定姑擬肅肺降逆佐以和中
製半夏 橘紅 北五味（干姜同打） 炙草 牛膝炭 苡仁 雲苓
杜蘇子 白术（土） 佛手 花粉 炒梔（生姜同打）

王左 身熱脈數欬逆痰腥肺逆氣壅再與潤降
鮮沙參 瓜蔞皮 生苡仁 杏仁 玄參 橘紅 蘇子
焦山梔 牛蒡子 粉前胡 象貝 絲瓜絡

商左 投撤邪肅肺化痰降逆之品欬勢稍減寒熱亦輕但經年欬嗽邪伏肺底一時

難以拔根
枇杷花　紫菀炙　象貝　橘紅　西赤母　蘇子
瓜蔞皮　杏仁　枇杷葉　白前　生蛤殼　蘆根
陳右　欬嗽百日吐則粘膩白痰欬甚欲嘔風寒深入肺絡最怕内傳
鼠粘子　前胡　蜜炙麻黄　甘草　杏仁　姜
杜蘇子　象貝　赤茯苓　橘紅　白前　棗
孫左　内熱未淨欬嗽已稀轉方脾肺子母相生治
白扁豆生打　南沙參　橘紅　炙草　象貝　焦白术　懷山藥
川石斛　雲苓　元參　紫菀　鮮荷梗　蓮心
錢左　欬嗽屬肺不宣邪客則竅隊閉塞汗多則欬止者肺氣舒也

南沙參　肥玉竹　生苡仁　橘紅　雲苓　[illegible]　瓜蔞皮

炙紫菀　製半夏　紫口蛤殼　東桑葉　鮮荷葉

許左喘欬屢屢發〻則坐不得卧氣壅於上有升無降乃寒飲結於肺絡久延有冷

嗽之累

製半夏　瓜蔞皮　金沸草　葶藶　杏仁　白芥子　萊菔子

東茯苓　蘇子　白前　生苡仁　廣橘紅　銀杏

王右風邪暑邪濕熱在脾〻壅氣逆致欬嗽喘促不得卧寒熱類瘧脈緊細按數其

來由漸其去由亦不易

蜜炙麻黃　桂枝　杏仁　甘草　葶藶　瓜蔞皮

蘇子　前胡　東苓　象貝　老薑　紅棗

陳左 乾欬痰不易出半載不痊近又秋暑吸受腹痛便泄法以本末兼施然欬久不
久止非善象也
蘇子 生苡仁 赤苓 扁豆 木瓜 前胡 桔梗
山查 只殼 益元散 焦术屑 枇杷葉

陶右 金水兩虧痰飲積中氣少收攝動則氣升喘欬舌紅脈弱陰液不足治以清上
實下法
熟地炭（蛤粉拌） 製半夏 橘紅 炙草 麦冬 云苓 [illegible]
杜蘇子 花粉 生苡仁 北五味（干姜同打） 牛膝 胡桃

孫左 經治欬減復因調不善致欬復劇寬屬肺金留邪在絡一時未能速瘳
瓜蔞皮 蘇子 宗花 云苓 前胡 款冬花 苡仁

牛蒡子　杏仁　海蛤殼　絲瓜絡

許左　風寒深入肺絡，欬嗽喘急，狀如冷嗽，脈弦舌白，再與溫散

杜蘇子　象貝　北五味　製半夏　苡仁　瓜蔞皮

橘紅　白前　花粉　茯苓　銀杏

惠右　喘欬有年，近發益甚，刻下氣急。逆喘急難臥，徧體浮腫，乃脾肺交傷，寒飲內伏，治之非易

金沸草　瓜蔞皮　桑白皮　地骨皮　蘇子　杏仁　紫菀

生苡仁　赤苓皮　橘紅　冬瓜皮仁　生蛤殼　鮮沙參　銀杏

沈左　風寒積感，化火入肺，欬嗽氣喘，痰粘帶腥，內熱脈數，防成癰

葶藶　杏仁　焦山梔　花粉　桑白皮　蘇子　桃仁

苡仁　冬瓜皮　芦根　大棗

孫　左風邪傷上溼熱在脾欬嗽浮腫從分消治

桑白皮　猪茯苓　桂枝　杏仁　小朴　腹皮　葶藶

前胡　兰先　生六麯　姜皮

祁　左邪室肺絡〻脈不宣欬嗽胸脇刺痛納穀後脹滿不舒症屬肺痺

旋覆花　杏仁　瓜蔞皮　苡仁　生桃仁　歸尾　川廣玉金

冬瓜子　款花炙　牛子　兰先　鮮沙參　絲瓜絡

祁　右惡寒畏風腹中微痛兩脈細弦不調總緣陽虛邪伏溼痰內阻治非易事

蘇梗炒　白芍炒　川芎　荊芥　羌活　製半夏

橘紅　雲苓　炙草　茅术炭　老薑　大棗

支左　痰飲內伏秋燥感動而作欬嗆氣逆喉癢燥渴舌紅脉數治以清上

瓜蔞皮　旋覆花　川斛　製半夏　橘紅　生蛤殼　云苓

炙紫菀　白芥子　蘇子　生香附　銀杏　梨肉

史左　進潤肺清金法欬減痰屬。亦易出是屬鬆機右脉數象未退還宜謹節善調

杜阿膠（蒲黃拌炒）　炙紫菀　馬兜鈴（蜜炙）　甘草　花粉　牛蒡子　冬桑叶

生苡仁　象貝　元參　光杏　梨肉

徐左　內熱已清欬嗽有年勞則尤甚兩脉虛濡微數肺燥液虧痰飲之累

南沙參　瓜蔞皮　生苡仁　花粉　元參　川貝　冬瓜仁

蜜炙桑皮　紫蛤殼　麥冬　紫菀　柿霜

黃幼　欬嗽自痧疹留邪致患久則肺氣逆矣夜卧則氣歸肺肺有邪戀失清肅之司

炙紫菀　山前　橘紅　炙草　百部　荊芥　象貝　桔梗　花粉　桑叶　炒山查

朱右　秋風撼動寒飲〻射於肺〻壅喘欬於夜尤甚夜卧氣歸於肺〻不受邪故也

蜜炙麻黄 午　甜葶藶 一下　杏仁 禾　製半夏 为　新会皮 木　象貝 禾

蜜炙紫菀 木　杜蘇子 一研 禾　前胡 木　生甘草 四分　瓜蔞皮 禾　銀杏 七粒　炙大棗 二个

朱右　喘咳浮腫脾肺交病溼熱充斥三焦俱困極費周折

甜葶藶 一下　萊菔子 生打 禾　赤苓皮 禾　廣皮 木　小川朴 木　桑白皮 木　蘇子 研 禾

冬瓜子 禾　生香附 禾　車前子 禾　杏仁 禾　生姜皮 三下

徐右　欬嗽兩載經治後欬減其半惟風寒久伏肺絡根深柢固若不息心靜調冷嗽之累也

蘇子　瓜蔞皮　冬瓜仁　百部　炙紫菀　赤苓　生苡仁　山前

橘紅　牛蒡子　粉前胡　荊芥　銀杏　胡桃

陳左　秋燥傷上欬嗽帶血癥勿輕視

葶藶　杏仁　瓜蔞皮　象貝　蘇子　前胡　紫菀　东参

花粉　桃仁　生苡仁　橘紅　东瓜仁　絲瓜絡　藕節

徐左　痰嗽有年近因伏邪寒熱之餘氣機不暢內熱外寒治以兩顧為穩

製半夏　橘紅　东参　炙草　蘇子　瓜蔞皮　炙附　萊菔子

生苡仁　蔻仁　只売　百部　紫菀　銀杏

王右　兩脈鬱數形寒內熱欬嗽舌白乃風寒內伏溫散主之

大熟地麻黄同打　炮姜　白芥子　荊芥炭　鹿角膠　桂枝

製半夏　茯苓皮　紅花　經桑叶

顧左　寒水射肺〻逆喘欬〻甚　嘔形寒内熱久則寒化為火痰嗽之累

蜜炙麻黄　杏仁　牛蒡子　瓜蔞皮　甘草　绿毛橘紅

枇杷叶　連翹　焦山梔　杜蘇子　前胡　茅根

童左　近日秋燥外襲欬嗽胸脘板窒肺絡邪阻補益緩商

瓜蔞皮　焦山梔　前胡　橘紅　桑叶　荊芥　杏仁　貝象

枳殼　連翹　梨肉

陳左　疊受風寒勞傷素甚内熱殊多不能外越欬嗽胸膈板痛肺絡不宣邪在上中

怕其纏綿

旋覆花　牛蒡子　焦山梔　淡豆豉　瓜蔞皮　連翹　粉前胡

大杏仁　炒枳殼　羌活　檳榔　赤茯苓　絲瓜絡

楊左　伏邪內蘊寒熱欬嗽防重

大力子　淡豆豉　桔梗　前胡　赤苓　焦山梔　防風

青蒿　大杏仁　桑叶　荊芥　荷叶

周左　欬嗽頗減喉間尚覺乾燥肺胃液虛不復寐多盜汗血後患此非善象也

硃云神　桑叶　象貝　杏仁　花粉　生甘草　南沙參

黑山梔　元參　牛蒡　麦冬　梨皮

黃左　寒熱已罷欬嗽未止肺逆邪阻節飲食為囑

蘇子　瓜蔞皮　桑叶　橘紅　象貝　杏仁　前胡　甘草　欵花　梨肉

張右　積感風寒又着秋燥身熱欬嗽每甚於夜欬久不已有　嗽之累

蘇子　杏仁　瓜蔞皮　前胡　象貝　青蒿　甘草　冬桑叶

淡芩　赤苓　荊芥穗　連翹　老姜　絲瓜絡

陶右　寒熱欬嗽脈細滑數小産可慮

蘇子　瓜蔞皮　杏仁　青蒿　枳殼　淡子芩　焦山梔　赤苓

連翹　牛蒡子　冬桑叶　梨肉

徐左　寒邪入肺肺逆喘咳胸脇板痛喘嗽之漸

旋覆花　瓜蔞皮　桑白皮　炙甘草　白芥子　蘇子　製半夏

赤茯苓　萊菔子　炙紫菀　百部　白前　銀杏

史左　屢進潤燥清金法欬嗽已止惟早上喉癢氣升欲欬痰出粘膩心中覺熱乃肺

胃餘火未淨

桑白皮　焦山梔　杏仁　冬桑叶　炙紫菀　生甘

瓜蔞皮　海浮石　象貝　生苡仁　牛膝炭　梨肉

錢左　暴寒入肺〻逆喘欬腹痛氣閉胃亦不和

苏子　前胡　杏仁　荆芥　製半夏　查炭　象貝

小朴　枳殼　梹榔　木香　冬桑叶　老薑

朱左　病後餘邪未淨內熱欬嗽脈數苔乾乃肺燥液虧治以養液化邪

南沙参　瓜蔞皮　焦山梔　前胡　杏仁　象貝　紫菀

新会皮　地骨皮　硃云神　生草　淡芩　芦根

劉左　肺燥邪留陽絡損傷欬嗽寒熱無定左鼻出血早上中脘作脹症經兩月恐其傳變

荆芥炭　焦山梔　枳殼　杏仁　前胡　旱蓮草　茜根炭

瓜蔞皮　牛蒡子　古篤　白薇　連翹　茅根

朱左　伏邪甫退又感秋燥欬嗽夜甚陰虛可知治非易事

大麦冬　製半夏　南沙參　橘紅　花粉　雲苓　炙草

象貝母　杜苏子　杷葉　杏仁　冬桑叶

李左　溫熱久戀正虛難於外達又感風邪留肺欬嗽夜劇脈虛弦舌少苔大便微溏

利中清肅緩圖

甜术冬　雲苓　廣皮　生苡仁　製半夏　金石斛　苏子

大枣仁　淮山藥　象貝母　白前　桑叶經冬者　胡桃老姜一片同打

陸右　風溫蘊肺金實無聲辛散為法

牛蒡子三　荊芥一五　杏仁三　象貝三　元參三　前胡一　連翹三

甘草卜 桔梗千 射干千 焦山梔二千 青果二个 茅根半

邵左 表散達邪汗出偏暢在外〻已解肺金之火未清咳嗽咽痛議專治上

鮮沙參ㄨ 元參二千 桔梗千 生草卜 花粉二千 象貝二千 焦山梔二千

牛蒡子二千 杏仁二千 連翹二千 前胡千 青果二个 冬桑叶为

徐左 欬嗽已減腫脹未退開鬼門潔淨府是其要着

桂枝卜 製蒼术为 腹皮二千 赤茯苓二千 製半夏为 青陳皮千 防己千

炒滑石千 澤瀉二千 葶藶子卜 五茄皮二千 杏仁二千 淡竹叶多 姜皮二卞

楊右 咳嗽有年冬令尤甚寒伏肺絡一時難以除根

製半夏为 橘紅千 茯苓二千 炙草卜 款冬花为 炙紫菀千 白前千

瓜蔞皮二千 蘇子二千 杏仁二千 元參二千 冬桑叶为 銀杏七粒

季右　欬嗽由喉癢氣逆上升致咳至冬尤甚歷經三載冷嗽根由

製半夏　蜜炙麻黄　甘草　五味子　生白芍　款冬花　橘紅

海浮石　杜蘇子　茯苓　銀杏

錢右　熱勢已輕咳嗽反重痰出粘膩邪蘊肺經再從疏解毋使邪則吉

牛蒡子三錢　連翹二錢　杏仁三錢　枳殼一錢　蘇子（研）三錢　焦山梔三錢

荊芥錢半　橘紅錢半　廣鬱金錢半　象貝三錢　冬桑叶一錢　青蒿三錢

茅根肉四錢　絲瓜絡錢半

蕭右　風寒積滯肺逆咳嗽氣升不臥腹膨覺腫老年患此久延非宜

蘇子一錢　前胡一錢　製小朴一錢　桂枝五分　橘紅一錢　炙甘草四分

杏仁三錢　乾姜五分（五味子末同打）　雲茯苓三錢　製半夏錢半　[illegible]錢半

老生姜 二片　大枣 二个

陶右　風寒束肺，肺逆乾欬，形寒惡風，脉弦，舌白，先以辛散

旋覆花 包一錢　前胡 一錢　杏仁 三錢　象貝 三錢　牛蒡子 一研三錢　蘇子 一錢　荊芥 錢半　赤苓 三錢

防風 一錢　遠志 三錢　炒枳殼 錢半　茆根 一錢　桑葉 錢半

趙左　寒飲內蓄，喘咳遇冬尤甚，歷經數載，脉弦，舌白，宗仲師滌飲散寒法

製半夏 錢半　淡干姜 北五味子同打四分　雲苓 三錢　桂枝 八分　生白芍 一錢　蘇子 一錢　炙甘草 四分

海浮石 三錢　廣橘紅 一錢　生蛤殼 四錢　生姜 一片　紅枣 二个

張左　肝腎兩虧，金虛咳嗽，自覺体弱力怯，兼脾濕內蘊，治當並施

焦白术 一錢　白扁豆 一研二錢　炒砂仁 一錢　炙草 八分　肥玉竹 三錢　佛手 後入錢半

製半夏 錢半　牛七炭 三錢　南杜仲 一錢　雲苓 三錢　川斷肉 三錢　核桃 二个

趙左 喘咳夜劇，痰逆氣壅，乃肺氣失清肅下降之權，寒飲內積，未易奏功。

製半夏钱半　橘紅一钱　茯苓三钱　炙甘草四分　淡干薑一分（五味子十粒同打）　甜葶藶一分　蘇子一钱研

杏仁三钱　欵冬花钱半　瓜蔞皮三钱　冬瓜仁三钱　白前一钱　銀杏七粒　大棗二枚

葉姪 老年中虛，邪侵上焦，致欬形寒畏風，欬勢至夜尤甚，久延痰嗽之累。

瓜蔞皮三钱　製半夏钱半　新會紅一钱　炙草四分　雲苓三钱　蘇子一钱研　枚前胡一钱

大杏仁三钱　生蛤殼四钱　白前一钱　象貝母三钱　青果二个　冬桑叶钱半

葉姪 風熱在上者輕，中虛氣弱者重，高年欬嗽糾纏，無性命之憂，有終身之累。

蘇子三钱　杏仁泥钱半　新會皮一钱　製半夏钱半　茯苓三钱　前胡一钱　苡仁三钱

小朴一钱　牛膝炭三钱　瓜蔞皮三钱　川貝一钱　枇杷叶二片（去毛筋蜜炙）

楊左 病虛未復，飲食失節，咳嗽氣逆，肢足乏力。

生苡仁三钱 苏子一钱 南沙参三钱 新会红八分 焦白术一钱 炳扣八分

製半夏八分 小朴一钱 牛膝炭三钱 粉前胡一钱 赤茯苓二钱 桂枝一钱

老生姜二片 大枣二枚

劉左 寒伏肺絡結成窠臼喘咳至夜尤甚當與温散

製半夏一钱半 新会红八分 赤苓二钱 甘草炙四分 淡干姜五分（共五味子同打） 生白芍八分

炙紫菀一钱 桂枝四分 苏子一钱 杏仁二钱 銀杏七粒

夏左 自去秋潮水侵淫從下至上由表入裏不時形寒發熱欬嗽喉癢氣逆痰粘久

則防冷嗽之累

蜜炙麻黄五分 川桂枝四分 炙草四分 瓜蒌皮二钱 蘇子一钱 前胡一钱

大杏仁三钱 象貝母二钱 元米一钱 赤茯苓二钱 生姜一片 黑枣二个

徐左　欬勢雖減，未能悉除，脈虛力倦，肺脾尚未康復，議培本肅肺，乃土旺金生之法

潞黨參三錢　冬术錢半　雲苓三錢　炙甘草八分　新會皮一錢

大麥冬三錢　苡仁三錢　肥玉竹三錢　南北沙參各三錢　牛膝炭三錢

老生薑一片　紅棗二枚

下左　據述欬逆已平，惟覺頭眩少力，內熱神衰，係金水並虧，其原由遺精，下部不固，係為真漏

製首烏四錢　生白芍錢半　煅牡蠣四錢　茯神三錢　南北沙參各三錢　遠志炭八分　杭菊炭錢半

肥玉竹三錢　天冬三錢　棗仁炒黑研三錢　懷山藥三錢　蓮鬚錢半　小淡菜三錢

趙左　寒熱之後，欬嗽胸脇掣痛，欬甚見紅，肺經邪留，傷及營絡，久纏非宜

旋覆花絹包三錢　荆芥錢半　杏仁三錢　象貝三錢　蘇子三錢　廣玉金錢半　嫩前胡一錢

枳殼一錢 橘絡八分 桃仁一錢五分 新絳八分 牛蒡子一錢五分 絲瓜絡一錢

項左 風寒外束入肺致咳形寒體痛脈緊舌白急宜溫散久則傳變

蜜炙麻黃八分 杏仁三錢 生甘草四分 荊芥一錢 蘇子一錢五分 橘紅一錢

製小朴一錢 茯苓三錢 象貝母三錢 炒枳實一錢 製半夏一錢

黑大棗兩枚 老生薑

許左 氣逆於上為喘欬雖由肺之實其原由腎氣之不納清上攝下可進納歸氣原為主

大熟地四錢（蛤粉三錢拌） 大麥冬三錢 牛膝炭三錢 北五味八分 橘紅一錢 鹽水炒破故子一錢

茯神三錢 南花粉三錢 蘇子一錢 款冬花一錢 青鉛

盧右 去冬經治後諸恙俱鬆惟欬嗽糾纏不止診兩脈弦浮尚有餘邪留肺肺失清肅

上逆致欬還宜順肺清金佐以撤邪
杜阿膠（蒲黃炒）一錢　馬兜鈴（蜜炙）五分　生草五分　甜杏仁（去皮尖打）三錢　生苡仁四錢　牛蒡子（生打）三錢　牛膝炭三錢
南花粉一錢　元米一錢　東瓜仁（生打）三錢　生蛤殼八錢　白糯米（絹包）三錢　枇杷葉（去毛布蜜炙）兩片

周右　寒伏肺絡喘欬屢發緣新邪引動寒舊疾議先治外
製半夏一錢五分　新会红一錢　雲苓三錢　淡干姜八分　製小朴一錢　杏仁三錢
炙蛤殼八錢　蘇子三錢　象貝三錢　[illegible]多（洗）一錢五分　銀杏七粒

黃幼右　內熱脈數俱減惟氣逆痰升致欬虛里勤躍不息幼穉陰虛伏邪肺燥嗆咳極重之候也
旋覆花（絹包）一錢　瓜蔞皮一錢　生蛤殼四錢　橘紅八分　杜蘇子一錢　光杏仁三錢
雲茯苓三錢　枳茹炒一錢　生草八分　淡干姜八分（北五味子同打爛）　冬桑叶一錢　淨鈎鈎三錢

徐右 寒飲內伏射肺於為咳逆於胃則為嘔且每日午後形寒內熱太陽氣化不宣

倣小青龍湯法

蜜炙麻黃 四分 製半夏 錢半 大杏仁 三錢 杜蘇子 研 三錢 赤茯苓 三錢 淡干姜 四分 五味子同打

炙甘草 四分 新会紅 一錢 老生 片 黑棗 二枚

某 身熱體痛咳嗽脘悶勞傷風寒挾胃寒宿恙並作治宜標本兼顧

製半夏 錢半 新会紅 一錢 大豆卷 四錢 穀芽 一錢 杏仁 三錢 蘇葉 錢半

炒枳實 一錢 荊芥穗 錢半 製小朴 一錢 左秦艽 錢半 蔻殼 五分

徐左 外邪已化肺燥嗆咳早上沃痰乃肺燥胃濕也宗孫真人法

旋覆花 包 三錢 橘紅 一錢 焦山梔 三錢 雲苓 三錢 製半夏 錢半 瓜蔞皮 三錢 牛膝炭 三錢

炙甘草 四分 生苡仁 三錢 麦冬 三錢 冬瓜仁 生打 三錢 絲瓜絡 錢半 竹二青 一錢

唐左　風寒積久勞傷筋脈欬嗽脇內熱脈乃內外合邪之候

羌活一錢　防風一錢　大豆卷一錢　杏仁二錢　橘紅一錢　杜蘇子一錢

象貝二錢　小朴一錢　焦山梔二錢　枳殼五分　生姜一片　葱根肉一錢

孫左　去春咳嗽經治痊可其後調攝不善又感風咳嗽劇作若不加意護持入損難免

蜜炙紫菀一錢　蘇子二錢　白前一錢　橘紅五分　百部一錢　生草八分　款冬花五分

桔梗八分　荊芥五分　防風一錢　杏仁二錢　老生姜一片　煉白蜜二錢冲服

王左　素有喘咳近日風溫外襲身熱咳嗽脈數舌黃乃肺逆邪留先治其標

蘇子二錢　瓜蔞二錢　杏仁二錢　焦山梔一錢　連翹二錢　象貝二錢　赤苓二錢

生蛤殼一錢　前胡一錢　新會皮一錢　薄荷八分　銀杏七粒　牛蒡子二錢　冬桑叶一錢

惠左 風寒勞傷挾發欬嗽氣逆形瘦內熱乃熱邪化火津液枯涸於法為逆

鮮生地洗打六錢 蜜炙兜鈴八分 蘇子一錢 象貝三錢 瓜蔞皮三錢 東瓜仁三錢 牛膝炭三錢

生蛤殼八錢 桃仁一錢 生苡仁四錢 炙紫菀一錢 大杏仁三錢 淡竹葉一錢 蘆根一兩

又右 金水兩虧痰溼阻中上下不能兼顧宜治其下

製半夏 牛膝炭 淡炒磁石 杏仁 生苡仁 新會紅

雲茯苓 炙甘草 老山川朴 前胡 瓜蔞仁 核桃肉 生姜不同打 一

包右 金水並虧痰飲內伏咳嗽氣逆如喘且以清上化痰

蒐麥冬一錢 蘇子一錢 牛膝炭一錢 款冬花一錢 廣橘皮一錢 雲茯苓三錢 製半夏一錢

炙草八分 五味子八分 瓜蔞皮三錢 炙紫菀一錢 銀杏七粒 紅棗二枚

周左 勞碌感邪身熱欬嗽胸脅掣痛從上焦治

牛蒡子　連翹　枳殼　蘇子　杏仁　象貝　粉前胡

瓜蔞皮　荊芥　茅根　絲瓜絡

某

氣鬱傷中肺逆氣（欬欬）虛若喘脈弦帶數久延非善

製半夏　赤苓　旋覆花　蘇子　前胡　廣鬱金

瓜蔞皮　杏仁　真川貝　橘紅　佛手

調經附胎前

朱　經候錯亂奇脈受傷不時形寒身熱脘脹腹痛正合内經陽維為病苦寒熱陰維為病苦心痛吻合

綿黃芪鹽水炒三錢　川附子炒三錢　白芍肉桂五分煎汁炒三錢　炙草八分　桂枝五分　白薇一錢五分　生香附三錢

牛膝炒一錢五分　馬料豆三錢　高良薑吳茱萸煎汁拌炒一分　煅牡蠣一兩　沙苑子三錢　蒲桃二个

陸　汐水落後來時腰腹作痛奇脈空隙氣血交虧之象

熟地砂仁末拌炒四錢　川芎八分　當歸炒三錢　白芍炒一錢五分　阿膠蒲黃炒三錢　澤蘭三錢　牛膝一錢五分　查炭三錢

製香附三錢　烏藥一錢　艾炭八分　玫瑰花兩朵　茺蔚子三錢

繆　經候期年不通大瘕糾纏未止近又少腹作痛偏體疼楚兩脈弦濇怕成勞瘵險症

炒黑荊芥八分 橘子鹽水炒錢 吳萸八分 牛膝錢 四製香附錢 桃仁錢 雲茯苓錢 澤蘭錢

生卷柏錢 延胡錢半 大白芍酒炒錢 川芎八分 宣木瓜錢 老生姜錢 紅棗二枚

孫　投和營衛達邪之劑瘧邪已罷咳嗽亦輕惟經汐未通現在少腹痛微係積寒

凝聚氣血不調法當疏通理氣佐以清肅上焦

炒橘子鹽水錢 白芍吳萸水炒錢 製香附錢 澤蘭錢 生卷柏錢 潞党參錢 紅花八分

杜蘇子研錢 桃仁生打錢 廣木香八分 延胡索錢半 川芎八分 茺蔚子二錢

嚴　經來作痛屬血鬱氣滯温通可進

熟地錢 川芎八分 橘子鹽水錢 白芍酒炒錢 炒桃仁錢 紅花八分 炮姜八分

牛膝錢 澤蘭錢 香附錢 肉桂八分 茺蔚子錢

李　地道不通內熱脈數腹痞不舒此肝脾氣滯血鬱姑以逍遙法調和通經主治

吳茱炒一錢 白芍鹽水炒錢半 川斛鹽水炒三錢 吳芋八分 焦白术錢半 延胡二錢 丹皮錢半 黑山梔三錢

雲苓三錢 澤蘭二錢 紅花八分 薄荷一錢 茺蔚子三錢 老生薑二錢 紅棗兩個

又

肝木不和氣機窒滯中脘作脹經候不調

製香附打三錢 烏藥二錢 佛手八分 蔻仁一錢 川芎一錢 炒枳殼錢半

淡干姜五分 小朴二錢 蘇梗錢半 桃仁三錢 青陳皮二錢 紅花一錢

錢

脉來細滑一索可徵脘腹作痛係肝脾不調血熱氣火有餘擬理氣寬中主之

老蘇梗錢半 江枳殼一錢半 廣木香八分 白芍酒炒錢半 製小朴二錢 木瓜二錢

砂仁研八分 佛手錢半 新会皮錢半 川芎八分 烏藥錢半 苧麻錢半

徐廿九 經候不調來時作痛肢體瘦楚乏力乃肝脾營血內虧氣機不和現在經臨之際宗薛氏法

調經附胎前 四

歸身两 肉桂五分 製半夏一两 澤蘭三钱 香附（酒炒）两 炙附三钱 楂炭三钱 阿膠（蒲黃炒）三钱

川芎一钱 熟地三钱 紅花一钱 淡吳萸三分 雲苓三钱 茺蔚子三钱 玫瑰花两朵

何

體質素弱經來腹痛爰屬氣血不和今當木旺主令腹痛日甚氣滯絡瘀臍左結痞日以益大兩脈虛弦微數此肝脾不調奇脈空隙

歸身（酒炒）三钱 煅牡蠣三钱 澤蘭三钱 川楝子（酒炒）两 白芍（酒炒）三钱 醋炒延胡两 香附三钱

淡吳萸三分 川芎一钱 金鈴肉一两 艾三钱 茺蔚子三钱 玫瑰花两朵 紅棗两个

唐

經阻四月腹痛結痞攻楚係積瘀氣滯溫經通瘀可投

全當歸三钱 京三稜三钱 莪术三钱 肉桂五分 桃仁三钱 川楝子（酒炒）两

淡吳萸五分 澤蘭三钱 香附三钱 紅花五分 烏藥三钱 馬鞭草三钱

袁

衝任維綱不振營虛氣虛分少和經來色淡前後不一奇脈空隙致五載不孕

二四

之累

大熟地（砂仁末拌）四錢　當歸（酒炒）二錢　白芍（酒炒）錢半　澤蘭二錢　香附二錢　補骨脂一錢　兔絲餅三錢　川芎八分

牛膝錢半　紅花八分　烏藥一錢　茺蔚子二錢　上肉桂（後下）八分　橘紅一錢　蒲桃二枚

馮　自上春產後經候數月一至後且少腹中痛屬肝脾營血內虧奇脈交傷矣

淮牛膝二錢　當歸二錢　熟地（炒）四錢　白芍錢半　川芎八分　香附二錢

淡吳萸三分　紅花八分　澤蘭一錢　肉桂（後下）　茺蔚子二錢　玫瑰兩朵

陳　頭暈心泛欲嘔脘痛心蕩雖屬肝脾不調兼惡阻竊發致

製半夏錢半　橘紅錢半　枳實一錢半　藿梗一錢　砂仁八分　雲茯苓二錢

廣鬱金錢半　木瓜一錢　小朴一錢　蘇叶錢半　佛手八分　生姜二片

顧　脘脹腹痛屬脾虛氣滯脈滑頭暈心泛欲嘔乃惡阻之象

竹茹　橘红　製香附　砂仁　苏梗　木瓜　腹绒
枳实　藿香　焦查肉　烏药　蔻仁　佛手

錢　懐麟八月太陰司胎内熱腰疼腹痛屬肝脾不調和中理氣安胎主之
製川朴　苏叶　茯苓　炙草　杜仲　砂仁　於术　枳殼
荆芥穗　腹絨　當歸　白芍　川芎　苧麻

許　脾虚氣滯則脘悶營血内熱胎虧則腹疼胎繫於腎腰膝疼楚少力半産宜防
當歸　白芍　白术　枳殼　茯苓　兔絲子　蓮叶苏梗
杜仲　炙草　砂仁　川芎　桑寄生

林　經來前後不一腹痛腰疼衝任失統攝之權氣血少運行之職現在小溲微痛
先清肝腎之火

二五

歸身　赤芍　黑山梔　滑石　澤蘭　川芎　香附　茺蔚子
赤苓　川黃柏（鹽水炒）　細生地　淡竹叶　益母草

范　經血來時前後血從口出歷經半載時常咳嗽頭暈此肝脾不調氣亂血逆妄行屬倒經重候
阿膠（蒲黃炒）二錢　冬瓜仁三錢　歸尾錢半　赤芍錢半　紅花七分　丹皮錢半　蘇木七分
細生地四錢　梔仁二錢　紫菀一錢　貫仲一錢（米拌炒黑去米）　木耳（炒黑）錢半

傅　女脈象虛細微濇内熱食少肝脾虛血未充姑宗薛氏法俟其動靜
歸身（酒炒）二錢　白芍（酒炒）二錢　雲苓三錢　炙草四分　於术（土炒）錢半　荷叶一个　生姜一片
丹皮錢半　澤蘭二錢　川芎八分　柴胡（醋炒）八分　香附二錢　黑山梔二錢　大棗二个

朱　脈得細索濇一索可徵頭暈氣升頻嘔乃肝脾氣滯是惡阻

藿香　小朴　橘紅　砂仁　半夏　木瓜　枳殼　赤苓

吴　胃逆氣亂脾虛木旺經候不行惡阻之徵

查炭　吴萸　川連姜汁　苏叶　老姜　佚手

苏梗　製半夏　橘紅　赤苓　藿香　木瓜　淡芩

枳殼　小朴　砂仁　竹茹姜汁　荷叶

徐　經阻數月近日頭暈腹痛秋暑外吸漸以理氣消暑

赤芍　苏梗　枳殼　砂仁　藿香　炙草　大腹皮

小朴　橘紅　荆芥　赤苓　鲜荷叶

陳　滿腹作痛經來尤甚係寒凝氣滯肝脾不調治以温通

歸身　赤芍　川芎　肉桂　澤蘭　[illegible]　桃仁

沈　烏藥　炮姜　香附　紅花
腹痛復作必由食生物不調肝脾氣滯而來室女天癸已至尤宜謹節慎調
川芎　當歸　肉桂　炮姜炭　炙草　木香　烏藥
延胡　青皮　香附　淡吳萸　煨姜　紅棗

陶　頭暈脘悶胃泛欲嘔乃胃逆氣經阻三月惡阻奚疑
製半夏　橘紅　茯苓　枳實　木瓜　薏仁
蘇梗　藿香　小朴　竹茹　生姜

許　寒熱間發伏邪留戀未清經汐不通近日鼻左出血恐成倒經
醋炙柴胡錢半　黑山梔三錢　丹皮錢　白朮錢　川芎酒炒錢　西赤芍錢　白薇錢
赤苓三錢　澤蘭三錢　紅花八分　延胡索錢　茺蔚子二錢　藕節八分

曹　據述經阻病患現在腰痛如墮是肝腎胎元不固擬安胎

固攝

炒當　白芍　冬术　川斷　杜仲　炙黃芪

枳殼　蘇梗　兔絲子　胡桃　苧麻

顧

寒熱日來脘腹作痛據述雨淋受寒〻入營分經候不通恙非輕候

醋炒蓬莪　錢　赤芍　兩　當歸鬚　錢　吳萸　分　澤蘭　錢　川芎　分　紫石英　兩

赤苓　錢　白薇　兩　木香　分　炮姜　分　佛手　分　玫瑰花　兩朵

靜香樓醫案卷之一　古吳飲鶴山人著

中風

類中風偏左於法為逆猶幸病氣尚輕可以緩圖取效前治補少通多最為合理惟是陽脈則緩陰脈則急所以指節能屈而不能伸此亦病之關鍵處不可不急講也經曰肝苦急急食甘以緩之前方中增進陰藥之甘潤者一二味更為美備惟高明裁之

人參　茯苓　半夏　麥冬　於朮　炙草　橘紅　竹瀝　姜汁

又

照前方加當歸千

類中偏右於法為從口目歪僻亦是經絡之病自可漸調而愈也和養氣血通調經隧乃是治法之要斂補攻消均非所宜然息心靜養亦藥餌之助也

營血不足痰涎有餘經脈不柔風邪乘涼襲入經絡口目為僻乃中風症之輕者尚可調治

人參 茯苓 首烏 天麻 炙草 陳皮 桑枝 蝎子 竹瀝 姜汁

脈虛而瀝左半手足麻痹食不知味此氣虛不能運行周體乃類之漸也

白朮 當歸 生地 半夏 炙草 天麻 茯苓 鉤鉤 橘紅 姜汁 竹瀝

桂枝 防己 蝎子 炙草 茯苓 黃芪 首烏 天麻 半夏

內風本皆陽氣之化然非有餘蓋是二氣不主交合之故令形跗冷是宜補陽為是但景岳云陽失陰而離者非補陰無以攝失散之元陽此症病在左半有升無降舌絡牽掣喑不出聲足躄不堪行動當與河間肝腎氣厥同例參用丹溪虎潛法

熟地 萸肉 牛膝 瑣陽 虎骨 龜板 上用地黃飲子去附加鹿 煎汁搗丸

遺精

腎陰不充不固咽乾腰耎夢洩行動作喘食多難運治在下焦

六味丸加北五味兩半 芡實一兩 兔絲子一兩 女貞子兩半

遺精三年不愈寐則陽入於陰溺必自出不禁寤而欲溺則大便自遺因攝下元不效諒必非升陽可治再以酸味柔和制其陽氣宜降是為的治

炒黄山茱 五味 萸肉 湖蓮 芡实 金櫻子

淋濁

診脉右數左小數入尺繼淋濁不正繼患目疾是精血暗損肝腎之症凡操持用心五志之火自亢是情志突起非客邪氣六淫之比並不許以清火辛散為治

熟地 杞子 遠志 菊花 柏子仁 茯神 炙附 夏枯草

脈小數面赤目黄喉痛咽物不礙溺後淋濁水比穀之道氣凝聚成濕濕鬱氣不升降三焦不利當以清爽上焦主治

射干　蘆根　茯苓　通草　杏仁　苡仁

脈小濇數尺濇淋病經久陰分大虧咳嗽最忌

熟地　血餘　茯苓　玄參　阿膠　龜板　丹皮　白芍

尿血口乾腰膝痠痛病在少陰厥

生地　阿膠　血餘　丹皮　茯苓　赤芍　甘草　茅根

脾胃

飲食難運大便易溏

人參　茯苓　陳皮　扁豆　神曲　白术　蓮肉　米仁

桔梗　藿梗　麦芽　益智　泽泻　白寅兄来飲湯下录

二尺並弱脉象数弦按之無神色黄而滯小便赤大便時結時溏足疲乏力治宜培

養脾胃

白芍　白术　神曲　川斛　石菖蒲　川连　茯苓　益智仁　炙草

熱留胃脘脉微数不思飲食ゝゝ亦無害非中阻滯或虛不能運之比先清邪胃而以

養氣繼之

川斛　茯苓　竹茹　谷芽　製半夏　稲叶

右尺獨陷真氣不能薰蒸中土是以噫氣酸心嘈襍腹鳴宜温養不宜攻削

沙苑子　兔丝子　茯苓　石斛　吴萸　山茱

思慮過多内傷肝脾便溏肌瘦脇痛喘咳生氣不榮化氣不敀殊非小恙擬方先按

中土繼商調肝

白芍　茯苓　扁豆　炒遠志　炙草　陳皮　石蓮子　粳米

厥

厥病多屬肝家發則體强口禁手握退則頭痛惡心身疼吐涎沫其爲肝風鼓動脾陰無疑

羚羊片　白芍　茯苓　陳皮　白蒺藜　白术　明天麻　白芍　炙草　半夏

厥而眩舌白肝風痰飲相搏法當不獨陽也

羚羊角　半夏　茯苓　川附　竹茹　姜汁

心顫肢麻頭眩欲嘔猝然發厥此素有風痰氣滯於中乘肺肝悲哀之氣而上逆也以辛泄苦降之類治之

茯苓　半夏　橘紅　杏仁　枳殼　鬱金

肝陽内動暴厥不省人事一日十數發目脹筋惕宜以苦降辛洩

黄連　橘紅　當歸　川楝子　吴萸　茯苓

色黄黯脉鬱不達吐涎呵欠時有癇厥發則驚惕瘈瘲此肝胆間有伏邪熱宜清通不宜膩補

温胆湯加　胆星　鈎鈎

驚恐悸

大驚猝恐神惕心動汗出頭眩脚軟脉虚病屬情志治之非易

半夏　橘紅　遠志　炙草　竹瀝　茯苓　小麦　棗仁

心悸頭暈脘悶當化下痰飲治兼補養心神可也

半夏　橘紅　紫石英　生牡蛎　茯神　川斛　柏子仁　炙草

氣鬱生痰伏留心中　|　矣心悸少寐脉虛無力胸滿而背寒宜以溫胆加減

勿遽作虛症治之

柏仁　茯神　陳皮　竹茹　枳實　半夏　棗仁　小麥　炙草

心悸易泄腰痛足軟有似虛症而寔因痰火蓋脉不弱數形不枯瘁恐未可徒与補

也

半夏　竹茹　炙草　石菖蒲　茯苓　橘紅　遠志　小米

心熱腎虛水火不交便濁心悸所由來也宜先清而後補濇

生地　丹皮　茯神　淡竹叶　甘草　琥珀　麦冬　灯心

驚恐鬱熱致生痰熱留滯胞絡肝胆之閒神呆食少悶觸肢冷善驚不寐宜溫胆湯

溫胆湯加 棗仁 胆星

元陽內虛肝胆開亦復有痰熱頭暈骨懈善驚不得安卧此症不可純以補法治之

半夏 竹茹 橘紅 炙草 麦冬 茯苓 棗仁 欝金 鈎々

脉滿虛胸中不利心中悸動得勞則甚血氣不足故也

當歸 廣皮 柏子仁 紫石 茯苓 甘草 炙草 遠志

誦讀久坐身似靜而心多動陽氣皆令上元陰氣不能上承故心悸也惟靜養寧心

藥難驟効 用補心丹

心陰虧則煩躁不寐腎陰虛則火升咳嗆補虛養陰久服見效

不寐

生地 茯苓 紫石英 炙草 川芎 丹皮 麦冬 柏子仁 茯苓 棗仁

三二

心虛血少痰火擾之神不得歸故煩躁不寐宜溫胆法

柏子仁　炙草　枳實　橘紅　茯神　半夏　竹茹

凡人夜不得臥則肝熱而血不藏况天冷炙火以助之宜其背熱而且溢也

生地　生扁豆　甘草　藕汁　茯苓　竹叶　小薊炭

心悸不得寐口乾不欲飲有痰熱在肝胆也

茯苓　麦冬　半夏　廣皮　竹茹　炙草　竹葉　杏仁

左尺獨浮餘脉按和時有夢泄體倦少睡先天陰弱不足之病

熟地　淮山藥　芡實　蓮肉　萸肉　茯苓　兔絲子　五味子

肝火

肝火挾痰上逆爲厥巔疾

半夏 鈎鈎 茯苓 枳實 廣皮 羚羊片 竹茹 鬱金

口乾火升便燥溺赤此陽陰不足陽有餘也

羚羊角 丹皮 茯苓 麥冬 白芍 細生地 玄參 川斛 甘草 黑山梔

心熱足冷口渴陰下陽上水火背馳非不恙也

生地 丹皮 淮牛膝 石斛

脈動面油精氣外越必須省煩靜養爲佳不爾恐其暈厥踵至

生地 玄參 甘草 蔗漿 石斛 茯苓 麥冬 蘆根

陰虛於下陽浮於上服八味不效附子走竄不能降納宜楊氏加減法

肉桂都氣丸

左關獨大下從入尺知肝陽无處下汲腎陰，陰愈虧則陽益張矣滋水清肝寔正法也

六味加　知母　黄柏　天冬　龜板　枸杞子

陰不足者陽必上亢而內燔欲陽之降必滋其陰徒恃寒涼無益也

生地　知母　甘草　黑山梔　麦冬　元參　丹皮　地骨皮

上熱下寒手足心熱陰虛陽浮法補導

六味湯加　肉桂　五味子

肝陰不足陽火獨勝傷肺則咳自傷則脇痛

阿膠　兜鈴　炙草　川貝　杏仁　白芍　川石斛

鬱

血鬱氣阻病在肝脾

鬱金 赤苓 丹皮 桃仁 [illegible]子 小薊炭

氣鬱不化入食則脹宜六鬱湯

香附 川芎 山梔 地骨皮 神曲 蒼朮 茯苓 谷芽

鬱痰結氣凝聚咽間吞不下吐不出梅核氣之漸也

半夏 茯苓 川朴 旋覆花 蘇梗 枇杷叶

氣逆痰阻咽嗌不利中脘不運病關情志鬱勃宜早圖之否則漸有嗌嗝反胃之虞

半夏 旋覆花 橘紅 鬱金 烏藥 茯苓 川朴 香附 蘇梗

腎陰不足而肺肝多鬱上有凝聚之痰下無固閉之力

三四

製香烏　川貝母　茯苓　生牡蠣　炙草　青皮　石枯子　米泔丸

肝脾鬱結不食不飢心下覺痛法當於六鬱湯求之

神昏譫語

神昏語低精氣並虧正虛邪實非輕候也

川石斛　廣皮　甘草　蘆根　防風末　麦冬　志肉

熱邪逆入心包神昏譫語撮空直視惡病（症）雜出勢屬難挽

犀角　金銀露　捲心竹叶　茯神　鮮石菖蒲　麦冬

寒熱病泄神識昏昧表裡受邪非輕症也

苡仁　滑石　杏仁　木通　藿香　厚朴　廣皮

病後復感寒邪頭痛寒熱神氣昏倦高年之人恐勝難任姑擬一方漸解客邪

淡豆豉 陳皮 杏仁 蔥白頭鬚 粳米

鼻煤舌黑胸滿燥容寒化熱內陷矣

淡豆豉 黑山梔 麥皮 枳殼 鬱金 連翹

溫邪陷伏心熱脘悶神昏脈反弱此危症也

川連 甘草 黑山梔 元參 木通

胃脘痛

少腹左脇皆屬肝經其氣不和則來乘胃則胃脘痛

川楝子 木瓜 延胡 當歸 桂枝 茯苓 甘草 白芍

胃虛氣餒肝獨橫逆以強凌弱則胃脘痛齒齦亦胃脈所榮故為腫痛法當和胃制肝

人參　茯苓　白芍　陳皮　當歸　川連

中脘得食則已按之亦已此虛也宜補養不宜攻削

桂枝　茯苓　白芍　半夏　南棗　吳萸　粳米

中脘痞痛及小腹二便不利不思食食則脹脈得濡小正虛邪實補瀉兩難

生白朮　枳實　茯苓　熟大黃　黃芩

脈弦虛中痛及在左脇下腹鳴塊起病在肝脾

柴胡　白芍　當歸　茯苓　炙草　吳萸　半夏　廣皮

脈弦小腹痛熱後胃脘痛上至咽嗌肝火乘胃宜洩厥陰和陽明

川楝子　木通　赤苓　川石斛　木瓜　甘草

肝氣鬱久成火逆攻胃氣攻痛而嘔宜苦辛泄法

川连　吴萸　茯苓　陈皮　川椒目　牡蛎　烏梅

木乘土

肝鬱氣結成聚伏於心下尅制脾土是以食入不運脈弦不和宜早圖之

香附　川连　干姜　枳实　赤芍　神曲　吴萸　半夏　甘草

病從少腹右痛寒熱嘔吐是肝病傳脾病去不復寢食未能如昔痛傷二氣總屬虛

象議治厥陰陽明和陽益陰法

九孔石决明　生地　炙黑甘草　阿膠　淮小麦　南枣肉

三六

肝胃不和中脘作脹納穀尤甚少腹少塊不和亦屬厥陰之病

斗茶 茴香 炒青皮 吴萸 元胡 香附 半夏 川楝肉

腫脹

命門陽衰脾失溫養不克健運食後輒脹法宜溫補下焦

金匱腎氣丸去 桂心 加 椒目 沉香

腹腫身重脾泄色黄時有寒熱病在太陰濕熱不化防成腫脹

冬术 川朴 茯苓 猪苓 陈皮 茅术 澤瀉 乾葛

徧體浮腫大腹尤甚濕熱在脾非細事也

小朴 莱菔子 赤茯苓 石葦去毛 澤瀉 桂枝 茅术

濕熱蘊脾滿腹作痛防成中滿

茅术　川朴　澤瀉　枳殼　雞內金　烏药　麦芽

中虛脾陽不運濕濁內阻氣機因之不暢兩脉遲弦大腹滿悶兩足微腫日後防成中滿

於术　川椒目　役皮　赤苓　陳皮　桑白皮　澤瀉

麦冬（千年麦同打）　鬱金　煅牡礪　五茄皮　志元

積聚

腹痺病滿豈是內病又痺然消少腹左右有塊如雞子大此必賊風邪氣襲入太陰厥陰之間始而散大繼而結聚立則見卧則隱病屬無形宜以千金萬病蒺藜丸主之

痃氣隱匿臍之右旁不時作痛ㄟ而不移另有一塊似若痞狀上攻汨ㄟ有聲而不痛動氣築ㄟ入夜發熱汗出過多此營衛大傷氣血失和之象

丹參 炙草 香附 茯神 杞子 紫石英 黄芪 煆牡礪

白芍 歸身 桂枝 橘核 黑棗

脉弦色黄左脇有塊漸及中宮食入艱運倦在息不清病在肝而逆在脾其來由漸其去亦未易也

白术 厚朴 青皮 陳皮 香附 茯苓 神曲 川芎

陰虧夜熱口乾臍下結塊時自攻逆宜益陰氣和肝氣

生地 鱉甲 甘草 牡礪 牛膝 丹皮 青皮 地骨皮 白芍

肝風眩暈

夜坐久勞脇下氣升耳鳴頭暈目睛暗黑無光此肝風陽氣上蒙清竅久恐仆厥

磁石地黄湯加五味子

脾濕則便溏不定肝旺則風動成暈惱怒及春時而發二必甚以木旺於春而怒易傷肝也

白芍 白术 天麻 炙草 羚羊 廣皮 茯皮 半夏 蒺藜 丹皮 水泛丸

脇熱攻胸及背痠多面浮肢麻盛肝陽偏熾蓋血液虛則風易動此皆性情中易於惱怒所致

阿膠 生地 炙草 麻仁 麦冬 桑叶

肝風頭痠上凌清竅頭暈欲仆心泛作惡久延防厥

天麻　刺蒺藜　白术　陳皮　炙草　半夏　首烏　杞子　白芍　竹茹

咳嗽

久嗽痰多脇上右邊痛呼吸有聲脈来不靜飲食如故此肺病也風熱久蓄將成肺損夫金傷者木必虧宜以丸藥補其下以湯藥清其上

蘆根　杏仁　米仁　瓜仁　桔梗　貝母　甘草　雲苓

病後口乾咳嗽夜甚脈數陰氣未復宜治下焦

熟地　牛膝　當歸　炙草　山茱　天冬　茯苓　澤瀉

咳嗽口乾寒熱汗多

桂枝　杏仁　栝蔞根　干姜　五味子　炙草

風寒久伏肺氣壅塞形寒身熱氣逆咳嗽先以疏解

苏子 瓜蔞皮 白前 前胡 橘紅 川朴 茯苓 川朴 杏仁 芦根

寒伏肺絡咳嗽遇寒則甚病已三載不易杜根

半夏 橘紅 葶藶 蛤殼 乾姜 五味 銀杏 牛膝炭 冬瓜仁

咳嗽有年近日風邪外吸引動痰飲咳嗽臥不着蓆因風寒久伏根深蒂固恐難奏功於旦夕

紫菀 百部 荊芥 炙草 款冬花 白前 苏子 煉白蜜

寒伏肺絡喘咳聲嘶乃金實無聲也

麻黄 杏仁 貝母 紫菀 甘草 款冬花 瓜蔞皮 桑叶 銀杏

風寒久伏咳甚在夜形瘦氣逆陰虛可知

三九

南沙參 雲苓 半夏 蝸牛 紫菀 橘紅 蘇子 牛膝炭 蘆根

風寒深入肺俞咳嗽聲啞喉痺作癢自去秋迄今不痊食少便溏幸經水尚通然病已深沉急宜靜養

阿膠 杏仁 花粉 柿霜 牛蒡子 兜鈴 桔梗 人中白

射干 元參 甘草 薄荷 元米 竹茹

吐血

心腎交虛痰涎內生時復見血宜以六味治腎以補心養心使水火相交則愈

風溫上受風鬱熱生咽痛煩咳震動痰血以清肅上鬱薄味調理

桑叶 象貝 牛蒡子 杏仁 沙參 射干 連翹

久咳痰帶血絲納穀已減絡熱胃損最宜戒酒與辛辣治以甘寒不傷胃口者宜之

玉竹 麦冬 蜜炙桑皮 炒川貝 沙參 青甘蔗汁

勞傷失血咳嗽不止盜汗肢麻無力食減惡寒火升陰陽兩損虛病之難治者

熟地 茯神 五味 炒黑枸杞 虎骨 炒黑沙苑子

悲哭飲酒致吐食帶血胃傷陽明經脉不司束固周身皆痛

扁豆 穀芽 鈎鈎 茯苓 川石斛 炒丹皮

血溢身熱於法爲逆雖挾特然久留不散亦爲患不細

小生地 荆芥 丹皮 青蒿 白芍 茺蔚子

失血不足慮所慮者咳而嘔嘔而能食耳脉得數大時有火升此腎虛而兼胃弱治
之非易

人參 麦冬 陳皮 枇杷叶 半夏 茯苓 木瓜 白粳米

脉如椌弦非失血咳嗽所宜以其陽強而陰弱也

生地　犀角　白芍　丹皮　甘草　元参

咳中有小血散漫此心病也口乾心熱當是傷暑暑喜歸心故耳

生地　茯神　扁豆　麦冬　竹茹　甘草　藕汁

脉無虛損而暴見血逆脉右右部但見肝脉未失血前中宮先有滯氣悶且有噯氣肝藏之火鬱極而發與勞損陰虛不同宜以轉逆為順語云血病見血自愈此之謂也

血後隔滿不食便反溏

小薊　小生地　查炭　桃仁　丹皮　赤芍　廣鬱金

久咳見血而脉不數宜以酸味收之經云肺欲收急食酸以收之

六味湯加　五味子

温邪入於營分血從内溢瘀去新存庶可無恙

白芍　炙草　廣皮　茯苓　丹皮　竹葉

濁火凝痰隨氣逆甚則血亦從之此症利在清降雖在產後不可以消痰導痰為事

蘆根　枇杷葉　鬱金　廣皮　枳實汁　象貝　去心

立秋節前陡然失血因心肝志火上升逆　擊動陽絡所致咳仍不減症勢非輕

瓜蔞皮　杏仁　川貝　牛膝炭　紫菀　茅慈　黑山梔　前胡

生苡仁　桃仁　蘇子　冬瓜仁　蘆根　大棗

欬嗽有年近又見血左脈弦硬乃木火刑金之象

荊芥炭　金沸草　杏仁　紫菀　花粉　石決明　蘇子　延胡 嫩前

川貝　牛膝娀　生蛤殼　鮮沙參　絲瓜絡

血已止咳漸減轉方清肅上焦

馬兜　花粉　阿膠　紫菀　桑白皮　橘紅　冬桑叶

咳傷陽絡痰中血紫且殷此風寒久伏扶傷　不可忽視

鮮生地　炒桃仁　牛膝炭　女貞　旱蓮艸　血餘炭　山梔

荊芥炭　制軍灰　生扁豆　茜根炭　杏仁　扁柏娀

按繆氏導血歸原法血什五項診兩脈弦浮帶濇必有風傷積瘀在絡〻脈不宣則

血上溢矣

杜蘇子　歸尾　蘇子　前胡　延胡　降香　血餘炭

荊芥炭　鮮生地　茜根炭　旱蓮草　軍灰

陸 欬失血陽絡損傷血溢色紅且紫胸膈掣痛火升頰赤食少體倦兩脈弦浮帶芤

此積傷在絡肺胃氣火有餘久延非善

旋覆花 炒桃仁 製軍灰 扁豆 川廣玉金 枳殼 女貞子

茜根 旱蓮草 丹皮 鮮生地 穞豆衣 新絳 參三七

兩脈細數舌刺紅無苔咳逆曾經見血形瘦枯色雖係風寒起因而持久精血殘憊

上損及下治肺無益

黃柏鹽水炒 熟地 猪脊髓 阿膠蛤粉炒 牛膝炭 炙龜板

橘紅 茯神 花粉 女貞子 知母鹽水炒

去秋失血之後咳嗽糾纏氣逆如喘兩脈細數少神乃金水兩虧入損可慮

阿膠 川貝 牛膝炭 海浮石 南北沙參 茯神 木蝴蝶

四一

橘紅　苡仁　冬瓜仁　蘇子　枇杷叶

金木兩虧欬嗽氣淺不時失血年已六旬不易除根

瓜蔞皮　茯苓　貝母　花粉　牛膝炭　女貞子

旱蓮子　粉前胡　銀杏　蘇子　款花

季夏木火當旺陽升血溢曾見數次幸不咳嗽此陽絡損傷積瘀在絡戒惱怒節勞

方係血不上溢

女貞子　扁豆　旱蓮子　山梔　血餘炭　菟子

石決明　桃仁　扁柏炭　製軍炭

痰

脉濡而躁食入艱運神志倦怠痰多氣促其病在脾與腎治宜健養中氣

焦茅朮　益智仁　枳实　半夏　雲苓　橘红　石菖蒲　神曲

下虛上實宜治其上真氣歸原痰逆自降宜以六味丸主之

每日服六味丸三錢

厥陰陽明熱痰相激之症宜清肝和胃法

羚羊片　茯苓　廣皮　防風朮　半夏　鈎〻　芦根　枇杷叶

痰稠口乾胸滿宜清潤不宜溫燥

括蔞花　茯苓　貝母　蘇子　瓜蔞仁　麦冬　橘红　蛤粉

嘈雜得食則已此痰火內動心胃陰氣不足

生地　山梔　半夏　麦冬　茯苓　丹皮　竹茹　蘇子

四三

痰鬱心胞神明遂閉所見所有皆是妄耳宜從下奪痰則愈

服妙香丸姜湯送下

暑濕所結之痰先心胃而遍經絡宜其中滿不舒而肢體動顫不止也

温胆湯加　胆星

痰飲

肝氣上逆肺氣遂閉喘急胸滿所由來也裏氣未平更感客邪舌白發熱欲嘔並挾痰飲病氣不為不多矣

製半夏　杏仁　通草　廣皮　薄荷梗　鬱金

短氣眩悸的是飲病腎氣亦是飲葯況頭汗出小便少腰膝痛夜必頭痛等病並見

手

風溫挾痰飲交結膈胃發則寒熱欲嘔脘悶治在表裏分消惟足冷面油正氣不固
不宜過行攻發耳

半夏　黄芩　薄荷　廣皮　白蔻仁　通草

飲氣充塞中外皆寒真氣不守殊足慮也

白术　茯苓　白芍　干薑　五味子　淡川附

心膈及脇支滿兩乳或腿腹或臂牽引瞤惕此是痰飲在心膈上下阻遏諸經氣血
之路故有是病古人治此多用控涎丹之治法非徒降之消之已也此風溫暴感
咳嗽痰粘先以辛潤治之

積飲上逆則眩且噦傍攻則四肢骨痛病雖分脉尚清非風寒畏痿痹之比

温胆湯加　枇杷叶　生姜

素有痰飲加以客邪外感在肌膚内運脾肺和理中上自可漸安慎勿誤作虛勞治之

射干　茯苓　杏仁　地骨皮　桑叶　炙草　粳米

咳逆上氣多從飲治但脈動數恐入虛損之途

紫菀　杏仁　半夏　五味子　炙草　淡干姜　山藥　茯苓

痞滿

素有夢泄肝腎必傷虛氣上氣痞塞中焦診得脈虛色白不澤舌赤無痰苔其為虛痞而非實滯可知先治標而後治本

川椒 茯苓 牡礪 白蒺藜

又方

熟地 兔絲子 五味 山藥 龍骨 益智仁 茯苓

遠志 杜仲 炙草 蓮子肉 沙苑子 蜜丸

下焦氣化不行小便溺大便溏薄腹滿

茯苓 木瓜 川朴 陳皮 澤瀉 米仁 椒目 又去米仁加益智仁

痰氣交結心下痞塞脉大按之空

製半夏 茯苓 代赭石 旋覆花 陳皮 炙甘草

氣鬱不解鬱久成火上為咽乾下為痞滿

素花 淡豆豉 枳殼 玉金 杏仁 焦梔 叩仁 桔梗

脾胃素虛，感時邪，胸滿氣逆，欲嘔吐，宜和中解散

製半夏　蘆根　陳皮　茯苓　竹茹　枇杷叶

胸滿欲吐，吐後反安，皆此邪在上中二焦，當從和解之法

半夏　藿梗　杏仁　滑石　通草　竹叶

脾濕氣滯，納穀作脹，至晚欲嘔，及肝脾不和，中滿之漸

半夏　川附　川連　生熟苡仁　川椒　干姜　川廣玉金　吳萸　枳實

濕熱內蘊，滿腹作痛，防中滿

蒼朮　川朴　青陳皮　砂仁　澤瀉　烏藥　猪苓　枳殼　炒麥芽

噎膈反胃

朝食暮吐肝胃尅賊病屬反胃

半夏 赭石 旋覆花 茯苓 枇杷叶 吴萸 炙草 生姜 粳米

胸痞不開食隔不下病成噎隔得之氣鬱治之非易

旋覆花 代赭石 陳皮 枇杷叶 半夏 茯苓 芦根 香風米

衰早病成反胃食入輒吐脈虛濇難治

照前方去芦根加吴萸生姜

食入輒吐肝邪犯胃名曰翻胃難治

旋覆花 半夏 赭石 枇杷叶 川附 茯苓 吴萸 粳米

嘔吐

嘔吐不止二便不行當是胃氣上逆宜先和而降之咳嗽非所急矣
脉右弱左弦細知陽土弱而陰木乘之也養胃之中略兼治肝
人參　川石斛　茯苓　木瓜　半夏　枇杷叶

久嗽多汗起即欲嘔飢不能食脉虛如數肺氣胃氣俱並不足客邪情志兼而有之
愚見不治肺而治胃〻和肺自安也
半夏　麦冬　茯苓　陳皮　粳米　枇杷叶

嘔惡已止咳亦稍減仍宗前意
半夏　茯苓　陳皮　蘆根　麦冬　川斛　粳米　枇杷叶

形瘦脉弱而數時〻吐清液惡心少食此脾胃虛薄不能約束精液治在中焦
人參　茯苓　半夏　枇杷叶　陳皮　粳米　石斛

肝胃不和痧積阻中脘痛嘔吐不止苦降可投

川連吴萸三鹽汁一 苏叶 橘孔 炒枳实 斗某 半夜

赤苓 叩仁 乾姜 竹茹姜汁一 梓玉 查肉

脘痛漸止嘔吐未降

前方去斗某叩仁苏叶橘 加乌梅 川椒 茯苓 葛花 雞距子

胸肺二痺

氣滿不行胸痞肢脹脤大

岺花 枳殼 桔梗 杏仁 鬱金 香蔻仁

肺鬱胸滿

四六

紫苑　杏仁　枳殼　桔梗　橘紅　鬱金

肺滿不得轉側咳嗽肺邪欲達但嫌脉象虛耳

薤白　厚朴　瓜蔞　半夏　杏仁　枳殼　白前

肺氣鬱閉呼吸不利

紫苑　杏仁　枳殼　蔞仁　淡豆豉　山梔　桔梗　鬱金

肺鬱氣逆

枳殼　蘇子　杏仁　鬱金　桔梗　陳皮　蘇梗

肺胃氣滯

紫苑　枳殼　蘇子　知母　杏仁　桔梗　鬱金　橘紅

氣不得下行而但上逆治節之權廢矣雖有良劑恐難奏功

紫菀　杏仁　茯苓　桑皮　竹瀝

便閉

腸中變化失司胃氣不得下行是以有不飢少食之症耳然小腸大腑非苦不通以六腑皆陽氣窒則變矣用小温中丸冀得小効

鷄肫皮　砂仁殼　陳皮　青皮子　芦薈　胡黄連　爲末水泛丸

腑鬱者濕易積溼積者熱易聚此腹滿所由來也然溼積熱聚古反乾燥便反閉結者溼氣成聚不復四布

喘逆上氣

氣虛喘滿非補不克　　喘而盜汗脈數此虛勞之漸也

加味八味丸三錢　淡鹽湯送下　　都氣丸三錢

喘而中滿心悶有痰在上中焦也

葶藶　杏仁　紫菀　厚朴　蘇子　大棗

久咳不已近復喘胸中滿脈不數痰多因痰火上逆不宜遽作虛勞治之

麥冬　紫菀　貝母　桑皮　杏仁　花粉　橘紅

喘咳寒熱腹痛便泄

白芍　茯苓　赭石　炙草　旋覆花　丹皮　青蒿

陳皮　鱉甲　枇杷叶

兩手寸脉浮大關尺沉小氣上而不下喘咳痰多肝腎之氣上冲於肺宜以腎氣丸補而導之

服腎氣丸三錢

宿哮四載遇寒即發欬喘不卧刻下氣喘平欬嗽未止肅肺化痰緩圖

蘇子 乾薑 五味子 半夏 橘紅 紫菀 桂枝 炙草 款冬花 銀杏

肺主出腎主納〻氣少收攝則逆為喘宗經旨上病治下治

熟地 半夏 橘紅 麥冬 茯神 五味子干薑半同打 杞子

牛膝 恂子 南北沙參 炙草 青鉛 坎炁 蒲桃

黃疸

面黑而黃脈數而微足寒至膝皮膚爪甲不仁此其病深入少陰而其邪則仍是酒熱得之過飲及女勞也

服腎氣丸

風寒

頭面腫痛此風邪上感宜辛涼解散

荊芥　杏仁　桔梗　牛蒡子　連翹　薄荷　甘草　馬勃　蒼耳子

體虛受邪肢冷身熱不可攻發惟宜輕濟劑解散而已

薄荷　杏仁　淡芩　廣皮　淡豆豉　連翹

身熱肢寒病涉少與陰邪在少陽經者不同擬仲景通逆法主之

柴胡　白芍　枳實　甘草

肺虛氣散不收嚏涕不止易感風邪宜玉屏風散

黄芪　白术　防風　牡蠣　炙草　茯苓

病氣退合胃氣未清和之表之自可霍然

人參　茯苓　益智仁　半夏　廣皮　粳米

手足厥冷腹痛氣喘譫言邪入陰經涉非輕涉

柴胡　炙草　杏仁　白芍　枳實　川通

中寒氣結上逆為嘔

半夏　乾薑　廣皮　炒米仁　吴萸　厚朴　茯苓

暑溼

暑風挾痰欲相合為病每年氣異最要小心

藿梗 半夏 陳皮 茯苓 杏仁 六一散

内虛復感暑風熱宜先清散而後固中

豆蔻 石斛 茯苓 竹叶 梔子 生甘草 生扁豆

溼勝則自汗身倦

藿梗 石斛 川朴 炙草 滑石 茯苓 廣皮 神曲

身中疼痛汗多至晚寒熱足冷此病屬暑濕内挾食滯也

藿梗 豆豉 廣皮 通草 木瓜 川朴 半夏 神曲

復感痧穢熱悶腹痛欲嘔宜辛開酸泄治之

藿梗 川朴 杏仁 木瓜 蔻仁 半夏 陳皮

發熱五日不止頭汗足冷舌白腹滿惡心此時邪挾食交結不解而正氣適虛非小恙也

藿梗　半夏　竹茹　陳皮　葱白　豆豉

高年氣衰又感時邪不發則邪不出發之則氣不支姑以輕劑解之

藿梗　半夏　竹茹　杏仁　陳皮　葱白　淡豆豉　生姜

燥火

今火既炎真火復熾一陰獨虛不能制之法宜滋養

熟地　牡蠣　女貞子　石斛　天冬　龜板　茯苓　甘草　丹皮

氣鬱成火適與火合相合感銀幢舌麻肌生痤疿法當以微辛微涼之品解之

五十

荆芥 连翘 丹皮 石斛 竹叶 甘草

心脉獨動知平日用心太過血少而火多故每有思維則血不用而先動宜以養血為主而清火佐之

生地 元参 天竺黄 枣仁 茯神 遠志 柏子仁 甘草

木火交熾

細生地 丹皮 黑山梔 赤芍 甘草 木通 竹叶 灯心

風温

風温襲入肺胃

桑叶 连翘 淡芩 貝母 杏仁 花粉 廣皮 芦根

風温挾虛身熱足冷腰痛脉軟不宜過於攻發議輕劑清解

淡豆豉 連翹 陳皮 葱白 薄荷 淡芩 查肉

汗出熱不退而赤戴陽腰痛足冷身痛風温挾虛非輕候也

秦艽 淡豆豉 杏仁 連翹 通草

風火閉塞太陰不清治宜辛涼解散

牛蒡子 連翹 桔梗 花粉 杏仁 甘草

風火身熱肢痛邪在陽明之經也

薄荷 黄芩 秦艽 防風 連翹 甘草

風温鬱於肺胃欬而胸滿以疹出邪退為佳

薄荷 枳殼 荊芥 杏仁 牛蒡 連翹 桔梗 甘草

風熱氣鬱交結治先宜疏通

製半夏　藿梗　木通　杏仁　厚朴　廣皮　枳殼　蘇梗

溫熱

夜熱脘痛無汗

淡豆豉　山梔　枳實　陳皮　杏仁　厚朴

熱傷津液脉細口乾難治

芦根　川斛　細生地　梨汁　麦冬　去知炒　甘草　蔗漿

汗出身熱足冷宜陽旦湯

桂枝　白芍　陳皮　生姜　炙草　淡芩　厚朴　大棗

發熱無汗脉小無力非輕候也

青蒿　葛根　黄芩　淡豆豉　六曲　甘草

身熱足冷汗出不解正虚邪實之候也

青蒿　淡豆豉　甘草　連翹　山梔　通草

時邪發熱七日不解脉虚形瘦尚防增重

芦根　連翹　貝母　枳殼　花粉　桔梗　杏仁

邪氣未退津液已枯舌光乾而光神倦腫高亦危病也

細生地　麦冬　川貝母　廣皮　玉竹　芦根　甘草

冬温

五二

冬温之邪發入厥陰之絡腰痛少腹爲急與三陽受邪者不同

金鈴子　赤芍　橘核　茴　茯苓　木通

舌乾無液脉細無神

細生地　麦冬　石斛　芦根　鬱金　蔗漿

冬月温邪内伏入春寒咳嗽身痛微汗乃解治與温瘧同治

桂枝白虎湯

冬温不解液涸氣衰若非急救陰液恐不能爲功

生地　麦冬　石斛　花粉　芦根　蔗漿

右脉大舌黄不解渴嘔吐痰粘神燥語言不清身熱不解此勞倦内傷更感温邪須防變症

厚朴　茯苓　六一散　陈皮　薏仁　竹叶　石菖蒲汁

正虛之體邪氣欲必與正氣俱出所以汗出肢冷此診氣不加喘脉尚完固不必慮其脫矣當以甘辛温輕劑主之

人參　白芍　廣皮　炙草　桂枝　茯神　生姜　大枣

脉數食少便溏咳逆稱年陰虧防成弱症

白芍　炙草　廣皮　澤瀉　砂仁　川連　神曲　雲苓　麦冬

脉虛津虧雖頭痛身熱不可發汗宜輕劑調之

淡豆豉　竹茹　桑寄生　花粉　秦艽　葱鬚

瘧疾

五三

暑風相搏發為時瘧胸滿作嘔汗不足邪氣未盡解法當苦辛溫治之

藿香　杏仁　川朴　通草　半夏　陳皮　竹叶　荷梗

瘧來頭痛口乾無汗脉小便澀

柴胡　黄芩　葛根　花粉　陳皮　炙草

三陰瘧後口乾不渴多吐寒痰小便黄赤少腹拘急者此濕痰伏暑兩相蒸鬱而伏處最深尤難清理茲就來方便爲增損諸維摶節自愛為佳

首烏　柴胡　當歸　鱉甲　茅朮　茯苓　陳皮　炙草

三日瘧脉弦數口乾溺赤而惡寒自汗陽外陰内宜和營衛

柴胡　黄芩　甘草　生姜　桂枝　當歸　白芍　大棗

瘧久邪恆入絡〻主血邪結血分則為瘧母仲景鱉甲煎丸當以升降通瘀治汗蓋

寒熱不離少陽久必入肝〻藏血左脇為肝　當如是但久有遺精食
不能化諸恙若一於攻邪未能却病莫如養正氣旺邪自除矣
早服炒香丸　晚服阿魏丸
熱病繼瘧交冬已止今食難化大便溏泄左脇已成瘧母咽喉欲墜神疲力乏病從
醒太早致溼聚氣阻治法疏補脾胃忌濁滯油膩閉氣等症
白术　茯苓　澤瀉　川朴　益智仁　猪苓　茵陳
瘧三日乃發是邪在陰經經年難止正傷難復衛氣外泄汗出神疲治宜溫中益氣
氣血漸衰尚節勞愛為養佳
養營丸　煨薑三錢　南棗肉同　煮汁泛丸
暑風瘧飲相合為瘧則嘔吐肢麻病在太陰陽明

五日

半夏　廣皮　茯苓　黄芩　川朴　蔻仁　生姜

瘧後惡風食入則脹宜理中焦兼調營衛

桂枝　半夏　炙草　廣皮　白芍　川朴　生姜

濕熱傷脾下痢氣急非輕候也

香薷　赤苓　陳皮　查肉炭　川朴　通草　坭滑石

久痢臟虛陰陽並傷樞機失運不可清利惟宜治下

腎氣丸三錢

餘邪内陷成痢欲嘔胸腹滿痛脈得濇弱有陰傷氣脱之虞當求仲景泄熱法

人參　茯苓　炙草　生姜　半夏　黄芩　白芍

時邪侵入太陰爲痢

藿香 乾葛 黄芩 甘草 川朴 木通 滑石 木瓜

厥痢截腸喘悶熱渴邪氣深入温清俱礙仲景四逆散庶幾有當

柴胡 白芍 炙草 枳实 又 竹叶 花粉 石斛 木通 甘草 麦冬

溼熱內欝風寒外來瘧痢並作口乾腹痛胸滿不食反 邪氣愈深脉數而勁於

法為逆

桂枝 黄芩 炙草 當歸 木瓜 白芍 茯苓 吴萸

下痢裏急利後臀寬而急臍腹覺熱口乾作甜此腸中有積不去也

柴胡 黄芩 赤苓 枳殼 白芍 炙草 陳皮

暑溼外侵經絡則為瘧內動腸藏則為痢而所恃以攘外安內者則在胃氣故宜和

補之法勿用攻急之劑恐邪氣盡入於裏也

五五

體素陰虧暑邪外感成瘧邪入厥陰溺血並痛陰復傷矣脉弦而勁中痞食少法當

清中養陰

川石斛 炙草 廣皮 竹叶 丹皮 茯苓 生地

但寒無熱而舌色如絳口乾無液其為邪蘊不達可知腹滿便溏少慮其傳為滯下

殊非輕候

柴胡 知母 橘紅 竹叶 木通

表裏受邪而氣復不周是以寒熱而喘腹痛而自痢也宜小柴胡湯合黃芩湯治之

柴胡 黃芩 白芍 甘草 半夏 枳殼

經先期三日寒多熱少脈左弦大血分偏熱宜治厥陰瘧邪

鱉甲 桃仁 桑叶 丹皮 青蒿 川貝母

泄瀉

惱怒傷中溼熱乘之脾氣不逆水穀併趨大腸為腹中微痛脉濇(塞)不和治在中焦

藿香 川朴 神曲 澤瀉 茯苓 陳皮 木瓜 扁豆

耳鳴頭痛食入則脹腹(腰)痛便溏

川芎 山梔 香附 神曲 蒺藜 甘菊

中焦不運痞悶泄瀉溼熱食滞交阻

茅朮 香附 陳皮 神曲 厚朴 澤瀉 炙草 茯苓

脾虛不運水穀不分便泄溺少腹滿防脹

於朮 川朴 苓皮 澤瀉 猪苓 宣木瓜

時邪犯胃吐逆便泄手足腹冷非輕候也

藿香　木瓜　茯苓　半夏　廣皮　川椒

五更溏泄腹鳴足脛浮腫脉反搏大正氣衰病氣甚非細事也

補骨脂　木香　肉果　五味子　雲茯苓　兔絲子

便血

濕痢便血五年不愈色黃心悸脉數不柔肢體乏力此病於脾陽不振繼而脾陰亦傷所續見口乾脉數治當陽兩顧為得

人參　焦术　附子　茯苓　炙草　熟地　阿膠　白芍　灶中黄土

咳嗽便血色黃脉濡心嘈若饑頭暈心悸

生地　白芍　赤小豆　地榆炭　炙草　阿膠　黄芩　炒蒲黄　[illegible]

飲食傷脾腹痛便血色黄肢冷脈弱

白芍　炙草　廣皮　牛角腮炭　查肉　神曲　丹皮　麥冬

脾熱口乾便溏下血

白芍　黄芩　炙草　地榆炭　生地　茯苓　廣皮

痿痺

少陰三瘧三年乃愈因病致傷未復畏寒盜汗行走氣喘精血内虧氣既難充精亦易泄須攝下真俾陰充陽密非緩治可愈

熟地　山藥　萸肉　五味子　青鹽　茯苓　聚精丸　兔絲魚膘丸

頭額痛

頭額至腦鼻重痛而熱易衄常咽痛此風溼熱之氣交熾於上也

小生地　丹皮　茯苓　連翹　甘草　犀角　川芎　菊花　山梔

風熱上盛頭痛不已如鳥巢高巔宜射而去之

製大黃　犀角　川極芎　細茶叶

頭痛目眩身痛時有寒熱胸膈不利

杏仁　鬱金　鈎〻　秦艽　薄荷　廣皮

脇痛

脇痛遇春即發過時即止此肝病也春三月肝木司令肝陽方張而陰不能從則其氣不達之處故痛交秋冬肝氣就衰與陰適協故不痛也是宜預養於秋冬收藏之地以為來春宣發之基

脈數不柔口乾胸脇板實不舒皮中常起小塊硬痛不消此氣不行血少不流而火從内鬱治之非易

当歸　丹皮　生地　知母　貝母　鬱金　麻仁　阿膠　茯苓

兩脇少腹部屬厥陰々部風邪乘之氣血不通則痛是當通厥陰之絡不宜損陽明之府營衛有傷痛斯減矣

川楝子　木瓜　吴萸　㕍子　橘叶　枳殼　桃仁　生甘草

温邪傷肺惱怒傷肝擬以黄古潭法加減和肝清肺

瓜蔞　紅花　甘草　杏仁　桃仁　蘆根

病後中氣未復飲食難運右脇下痛大便溏泄法宜調暢脾胃

白芍　炙草　廣皮　茯苓　神曲　柴胡　香附　澤瀉

寒熱之後咳嗽脇痛痰多宜清肺通絡至於肝腎之虛當以丸藥緩圖

瓜蔞　貝母　杏仁　茯苓　旋覆花　猩絳　甘草

腹痛

心腹痛脉弦色青是肝病也宜苦辛泄之

川楝子　當歸　川椒　延胡　茯苓　木瓜

脉虛腹痛當臍經後腹必痛數日此衝任虛寒不可攻尅

川桂　白芍　炙草　當歸　飴糖

肝藏失調侵脾則腹痛侮肺則乾咳病從内生非外感客邪之比是宜内和藏氣不當外奪衝氣者也但脉弱而數形瘦色槁上熱下寒根本已離恐難全愈

當歸建中湯

飲食傷脾風寒襲表食入則腹痛便泄至晚寒熱交作内傷挾外感之候也但形脉並弱表不可散裏不可攻惟宜和養中氣而已

白芍　炙草　廣皮　茯苓　谷芽　鮮石菖蒲

虛寒在下為當臍痛食入不消浮熱在上為咽中痛而聲啞冷熱難以並投上下理合分治

治下　熟地炭　茯苓　沉香　五味　巴戟　兔絲子　治上　補肺阿膠散加元參　貝母

五九

瓜蔞　紅花　甘草　杏仁　桃仁　芦根

病後中氣未復飲食難運右脇石下痛大便溏泄法宜調暢脾胃

白芍　炙草　廣皮　茯苓　神曲　柴胡　香附　澤瀉

寒熱之後咳嗽脇痛痰多宜清肺通絡至於肝腎之虛當以丸藥緩圖

瓜蔞　貝母　杏仁　茯苓　旋覆花　猩絳　甘草

腹痛

心腹痛脉弦色青是肝病也宜苦辛泄之

川楝子　小茴　川椒　延胡　茯苓　木瓜

脉虛腹痛當臍經後腹必痛數日此衝任虛寒不可攻尅

身半以上痛引肩臂風温在手太陰之分故氣促不舒胸膺高起治在經絡
右肩背偏痛引及臂痛肢麻此陽氣已薄不能護養所致診脈緩小

活絡丹

桂枝 赤芍 海桐皮 桐 當歸 炙草 羌活 白术 片姜黄

諸痛

病在環跳後遇風冷勞動即發喜煖惡寒近日入夜咳逆痰稀乃暴冷則傷太陽內虛則傷少陰水泛濁痰上湧雖年猶壯盛而陽氣不足宜以補納為治也

腎氣去牛膝 肉桂 加 五味子 煉白蜜

向係陽氣不足酒食太過即瀉痛着臍下　背噯氣﹕窒不舒必溼聚痰凝久則絡
脈不通而痛引前後也當從鬱門議治
茅术　蘇梗　陳皮　云苓　延胡　檳皮　川朴　生香附汁
脈大緩而無力色黄痿痺喜煖惡寒心下痛連脇肋此勞倦内傷久則延成脾厥脾
主營宜以辛甘温養經絡
當歸　桂木茯苓　炙草　炒黑遠志　桂圓肉
牙鍼齦常紫腠蓋瘦痛上年秋季爲甚此温邪阻於經絡陽明之氣不司束筋利機
宣通脉絡之壅使氣血和平則愈
金毛狗脊　蒺藜　白芍　防己　油松節　炒黑遠志　米仁汁泛丸
陽氣衰微不養於筋風寒乘之攣急作痛苡仁附子散主之

薏仁　附子　當歸　生芍　炙草

脾胃寒溼下注右膝脛腫而色不赤其脉尚遲緩而小促食少輒欲嘔中氣之衰亦已甚矣此時當以和養中氣爲要膝痛之處姑而不論且未有中氣不足而膝腫得愈者也

人參　茯苓　半夏　廣皮　木瓜　益智仁　炒米仁

膕後爲督脉所過之地風寒乘之脈不得通則惡寒而痛法宜通陽

鹿角屑　生芍　炙草　生姜　大棗　當歸　川桂枝　半夏

寒溼中筋絡左腿重痛

川桂枝　獨活　杜仲　遠志　川斷　木瓜　萆薢

身痛偏左血不足而風乘之也

半夏　秦艽　柴胡　陳皮　茯苓　丹參　川斷　瓜蔞

疝氣

肝氣内結聚於少腹之下將成疝氣

川楝子　當歸　丹皮　橘核　桂枝　查核　茯苓　青皮

脉微濇左弦蹻蹶麻冷走動無力少腹微滿睪丸日腫察色神呆衰老畏風怕冷陽虚疝痾難痊

人參　炒川椒　炒黑杞子　當歸　茯苓　熟附子　茴香

心下痞按之硬勞動則上逆而嘔外腎腫大而冷得溼則散是上有寒飲而下有寒疝也宜温之

附子　乾姜　肉桂　川椒　橘核　當歸　白术　茯苓

耳目齒鼻

脉數耳鳴吐痰天柱與腰痠兩足常冷此陰虧陽升當填補實下

熟地　萸肉　鹿角膠　菟絲子　杞子　山茱　龜板膠

少陽之脉耳中走耳外是經有風火則耳膿而鳴治宜清散

薄荷　連翹　菊花　赤芍　甘草　木通　蒺藜　淡芩

火升頭痛耳鳴心下痞悶飯後即發此陽明少陽二經痰火交鬱得穀氣而滋甚與

虛痰火不同先宜清理繼與補降

羚羊片　茯苓　半夏　橘紅　竹茹　鈎鈎　炙草　川石斛

風火在肺，肺之絡會於耳，故鳴而不聰

薄荷 杏仁 淡芩 甘草 桔梗 連翹 木通

風火相搏頭痛目赤耳鳴

薄荷 枳殼 黄芩 杏仁 連翹 川芎 細茶 山梔 丹皮

下多亡陽陰目漸失明所謂脫陰者目盲也

歸芍 阿膠 蓮肉 柏子 炙草 丹皮 茯苓

風熱久蓄腦髓發為鼻淵五年不愈此壅也病於法宜通不通則不治

犀角 川芎 蒼耳子 鬱金 黄芩 杏仁

齒痛齦腫風火上盛

薄荷 細生地 甘草 黄芩 枳殼 連翹 丹皮 黑山梔

腎虛齒痛入暮即發非風非火清散無益

加減八味丸每空心淡鹽湯送下

齒痛腹滿似属兩逆診脉寸口溢出魚際而兩尺細小無力此是下焦陰火上浮齒受其灼而然補納陰火兩病當愈擬以十全腎氣丸

陰弱血溢脉虛體倦宜陰厥陽微兼清熱

犀角　生地　赤芍　川石斛　茯苓　牛膝　女貞子　丹皮　地骨皮

咽喉

秋月瘧利皆必傷陰少陰之液不承則咽喉乾痛當與滋養

生地　阿膠　北沙參　石斛　麦冬　鷄子黄

風火留結肺中咳吐咽痛脉虛而數頗難調治

牛蒡　元參　桔梗　甘草　連翹　荆芥

瘰癧

腎陰不足肝陽有餘氣結液聚項間生癧火炎金燥時自乾嗆此虛勞之漸也治宜

涼肝補腎

阿膠　生地　元參　茯苓　甘草　天冬　牡蠣　川貝　丹皮

肝經液聚氣凝為項間痰核病雖在外而其本在內甚勿攻之愈攻則愈甚矣

首烏　白芍　川貝　牛膝　甘草　牡蠣　枸子　丹皮　生地

陽氣發泄水穀氣蒸留溼為瘍流膿之後而畢凡偏墜下焦瘡疾皆溼熱〻甚鬱宜用

行氣化分徤陽運溼之法　米仁三錢　水泛丸

沙蒺藜三錢（鷄子黃製）　生於术錢半　益智仁二錢　半夏三錢　陳皮二錢　雲茯苓三錢

脉細而數春夏間水顆如疥下焦先發延及四肢陰分此先天遺熱伏於陰分乘天地之氣升越而為病雖微淺除根最難　虎潛丸

客熱留滯營分則成癰阻遏厥陰則溺澀清肝和血乃大法也

生地　丹皮　赤芍　木通　竹叶　茯苓　蒼术

呃止汗減裏症已平當從事於外瘍矣蓋瘍不泄亦令人氣滯〔滿〕不食耳

生黃芪　當歸　銀花　陳皮　茯苓　炙草

婦女雜症

先腹滿而後經斷是氣病及血法以行氣爲主而和血佐之氣行則血亦行矣

鬱金　延胡　川芎　赤苓　白蒺藜　香附　枳殼　青皮　查炭

脾虛生溼氣爲之滯血爲之不守此與血熱經多者不同

焦朮　澤瀉　白芍　陳皮　炙草　茯苓　川芎　牛角腮炭

久嗽脈虛數薄暮即發熱卧不得左側時有咽痛經斷不行此虛勞之症最難調治

姑以調補氣血

阿膠　当歸　白朮　牛膝　茺蔚子　白芍　茯苓　丹皮　炙草

肝病及脾故始於脇乳作痛而繼及腹滿便泄也衝任主胞胎而屬於肝故胎滑不

固期在三月

當歸　香附　廣皮　白朮　茯苓　澤瀉　川芎　白芍

寒熱泄瀉之後經水適來而多脹虛肢冷腰痛此氣虛不能攝血之病治當温補

人参　白芍　炙草　炮姜　当归　杜仲

心下痞食則脹經斷數日腹形不充此非胎氣氣血凝結源不通則流自止耳

代赭石　赤芍　香附　桃仁　枳实　神曲

臨月下痢面浮足腫少腹滿小便少此寒溼也病在太陰

蘇梗　川朴　陈皮　白芍　姜片　茯苓　炙草　澤瀉　木瓜

產後惡露不行小腹作痛漸見足腫面浮喘咳腰粗此血滯於先水漬於後宜兼治

水血如甘遂大黃之例

紫菀　茯苓　桃仁　生地（牛膝）　厚朴　查肉　杏仁　麦皮　延胡

瘀血不下走而上逆急宜以法引而下之否則衝逆成厥矣

归尾　滑石　牛膝　五灵脂　瞿麦　蒲黄　赤苓　通草

産後中氣不調艱於運化食少不饑中脘按之痛小腹偏左成聚此肝氣也症非輕淺

当归　川芎　茯苓　神曲　白芍　香附　青皮　麦芽

産後先瀉後利淋漓不止頭暈心悸惡心口乾時發痙胸腹痛

炒白芍　澤瀉　天麻　鈎〻　炙草　白蒺藜　廣皮　川芎

妊娠六月脾溼不行溺少膝腫腹滿氣喘此名胎水法宜疏利

苏梗　茯苓　澤瀉　木瓜　川朴　陈皮　川芎　白术

暴崩去血過多絡中空虛浮陽內風以動心悸筋脉痠爽每經來必病奇經已乏最難調治

炒熟地　炒白芍　女貞子　旱蓮草　阿膠　炒黃連

脈右寸獨大自產後經年不復腰痠火升是為下虛但一月咳嗽至今恐有風溫上犯先以辛甘涼劑清上不傷下焦為是

玉竹　沙參　炒川貝　竹叶　甘草　麦冬　元米湯代水

左肢脉麻木經遲宿瘕中年從未生育脉數腹脹和肝胃之陽即調經之要領

生地　炙香附　穞豆衣　当歸　查炭　艾叶　鹽水炒砂仁

六左

去夏咳血白日屢嘔痰自秋至冬〻不知咳吐幾許直至今春漸增咳

嗽現在避溼而不耐雨大量空衣著而易汗漸裂脈中微數

面色枯黃脈內大數一切見證皆屬已成大虛之勞

棘手方法權速即請高明先生

西洋參一　秋石水炒麥冬二錢　生白芍一錢　青蛤殼三錢

孩兒參四　細生地四　炒阿膠蛤粉炒　淮山藥三錢

北沙參三　枇杷葉三　川貝母三　穀芽三錢

臨症醫案

篠翠居藏

吴塌吴男科

脉遲弱無神舌紅苔剥中氣大虧肝虚横逆中土瘕痛甚於下午大小便不得通暢處關陽格陰重候怡情善養為要

早服六味丸

生洋参　白芍　金鈴子　茯苓　山梔仁
左牡蠣　歸身　杜阿膠　木通　細生地
淡竹葉　根草　佛手露　痛甚時服神香散三分

吳塌吳女科

痰火上越頭眩則嘔盡痰飲方止積年久病未能除根

製半夏　白朮　明天麻　党參　上綿芪

製川朴　茯苓　杜橘紅　炮姜　建澤瀉

石決明　麥芽　六神麯　左金丸

山塘涇岸徐男科

癇厥日發十餘次神識蒙閉唇紅舌絳脉象弦數而芤大小便

自遺失志神昏厥脱之險勢所必至勉擬育陰熄風安神豁痰

以邀天相
鮮生地刃 白芍寺 鮮石斛勻 硃茯神录 橘紅禾
蒼龍齒录 牡蠣勻 遠志炭𠀋 青礞石禾 麥冬禾
羚羊片年 竹瀝 石菖蒲 金器

新廟前王幼科

温邪三候熱甚陰傷舌灰齒燥唇乾鼻炭有邪陷入營之勢風動痓厥之慮穉年陽亢陰虧温邪最易刼陰變端莫測
連喬 焦山梔 羊片 鮮生地 細生地 川貝

元参　鈎鈎　淡豆豉　一元散　銀花　枇杷葉

蘆根　金汁

覆診

昨進育陰清熱熄風之劑大勢已減然邪熱陷入已深陰液難已即復恐餘燼復還宜防變

羚羊片　犀角　鈎鈎　石決明　鮮生地　鮮石斛

玄參　木通　川貝母　黑山梔　硃茯神　連喬

丹皮　竹葉心　枇杷葉　蘆根

鐘樓頭金卓亭

伏邪未消如油入麪衛虛則惡寒營虛則發熱氣火上升則咳嗽症延半載舌無苔而罩灰正虛邪鬱不可忽視

桂枝　白芍　歸身　炙草　焦山梔　阿膠　洋參

牛膝　花粉　兜鈴　細生地　川貝　元米　蘆根

枇杷葉

覆診

細參脉症究屬體虛伏邪未達陽虛陰往乘之則寒陰陽往乘

之則熱肝陽犯肺則咳擬宗育（復）脉育陰參入芪附扶陽俟其動靜

洋參　麦冬　生地　阿膠　白芍　川附　川貝

黄芪　茯苓　半夏　牡蠣　紅棗　枇杷葉

再診

王太僕曰熱之不熱責其無火寒之不寒責其無水二法用之

不應究有伏邪在内再擬扶正達邪一法

人參　柴胡　桂枝　歸身　大白芍　丹皮

炙草　茯苓　鼈甲　牡蠣　鹿角霜　龜板

三診

進和營理衛法熱重於寒得汗方解究屬伏邪之明徵也

桂枝　高麗參　知母　麥冬　石膏　甘草

茯苓　箴竹葉　粳米　鼈甲煎丸每服七丸日二服人參湯下

通河橋蘇女科

脉沉細濇濇爲血少沉爲氣滯經水後期而痛甚治之不易進

温補法

歸身　白芍　熟地　川芎　茯苓　陳皮　延胡

香附　炮姜　炙草　吴萸　肉桂　生薑
紅棗　玫瑰花
通河橋王女科
營虛氣滯血熱經行先期而痛宜養血調經
大生地　延胡　吴茱萸　香附　歸身　醋炒柴胡
白芍　焦山梔　茯苓　丹皮　炙甘草一
玫瑰花
南門錢男科

夜半忽又大吐亥子之交氣火上升最屬重候左脉弦数無情失血所忌姑宗仲淳法

蘇子　象貝　大黄炭　茜根　三七　女貞

旱蓮　白芍　大生地　米仁　犀尖　焦梔

栙香　童便　枇杷葉

覆診

左脉弦象已減数象未退營分之火尚熾左乳下躍躍震動血去過多肝失所養防血復來

羚羊片　生地　蘇子　川貝　白芍　石决明

焦山梔　茯神　歸身　牛膝　大黄炒炭　蘆根

磁硃丸　金器　童便　枇杷葉

南門吳男科

利仍不減瀉出凍色淡紅脉不數而氣覺下墮墜病經八月中

氣已虧虛擬益氣升清温之補之

党參　綿芪　陳皮　歸身　茯苓　炙草　升麻

白芍　炮姜　蓮肉　川附　地榆　荷蒂　香連丸

覆診丸方

赤溲少而未淨甚於下午痞已半載宜丸劑緩調

生白芍兩 木香錢 阿膠兩 桔梗八錢 地榆兩 川連五錢

銀花炭兩 茯苓兩半 查炭兩半 炮姜五錢 炙草五錢 廣皮八錢

潞黨參兩半 荷米湯泛丸

陶家巷沈男科

細參脉痞由病後虛未復原氣機不能流暢痰飲阻於脾胃肝

陽升於上焦四 不温每交亥子之時氣逆延久癇厥可慮擬

宗脾胃治之

西洋參　製半夏　陳皮　於术　炙甘草　益智仁

粉歸身　茯苓　桂枝　明天麻　江只殼　竹茹

紅棗

覆診

進扶土温中法痰飲上泛已止亥時仍有氣逆握拳之勢癇厥

可慮從肝腎治俟其動静

金水六君丸加旋伏花磁砵丸烏葯况香鐵繡水

再診

日來諸恙較退脉亦安靜滑象未減究有痰火未清擬標本兼

治

生地　龟板　遠志　砆茯神　白芍　橘紅

炙草　竹瀝　紅棗　製半夏　淮麦　磁砆丸

東塘市陳男科

脈得浮弦按之滑而有力痰火風三者交煽於脾胃之間氣為

之阻而肝為之逆也宜豁痰理氣疏肝

黄連温膽加川楝子白芍鈎〻

洙泗街歸女科

痞滿已舒脾氣稍爲生化之源所重尤在脾也譬之河渠壅塞

甘霖大沛舟楫自通此時急宜治本

生地　歸身　白芍　川芎　澤蘭　於朮

茯苓　香附　赤糖炒　左金丸越鞠丸合服

福山羅男科

足三陰虧損濕熱乘虛下陷發爲痔瘻後患懸癰〻潰而不斂

必成漏管不可忽視

生黄芪　萆薢　猬皮　枳壳　細生地
生白芍　草節　羊片　龜版　淡子芩
地榆炭　歸尾　銀花　功勞葉

莫城毛男科

冬温邪伏少陽耳痛潰濃汗出過多筋無血養右足痠痛不能
屈伸遂至身重不能轉側甚至牙關緊閉言語不清脉右三部
弦大而数左弦而虚氣急自汗痉延三月氣血大傷閉脱之象
顯著危篤若此何能顧其腿痛乎此柔痓重痉法在不治姑擬

養血熄風聊盡人事而已

大生地　阿膠　白芍　茯神　棗仁　鈎〻
羚羊片　川貝　橘紅　麦冬　牡蠣　龍骨
石菖蒲　竹瀝　淮麥　紅麥

木排庫王男科

細參六脉虛緩遲弱下焦精血不足濕熱內鬱不化右膝成腫
兩腿乏力久延恐痿躄之累

熟地　萆薢　茆术　川黃栢　知母　牛膝

鹿膠 龜版 蓯蓉 虎脛骨 杞子 獨活
苡仁 廣皮 桑枝 巴戟肉

莫城毛男科

奔豚氣上攻心 肝氣橫逆火升頭眩欲厥症不易治
白芍 歸身 吳萸 炙草 石決明 羚羊
牡蠣 硃神 雪羹 金器 金鈴子

覆診

進疏肝熄風之劑少腹攻痛頭暈俱減轉方壯水潛陽泄木和

中調治

白芍　炙草　歸身　灵慈石　洋參　生地

羚羊　龍骨　吳萸　川楝子　茯神　棗仁

牡蠣　淮麦　橘葉

陸房巷王女科

平素肝氣鬱而不舒濕痰內伏脾胃脘痛之由也痛劇則嘔〻即氣通痛止此即通則不痛之謂診脉弦滑而數齒乾唇燥舌苔微白胃陰已傷大便燥結痞已久延慮其枯槁成噎膈反胃

寄症宜摒除一切怡情善養爲要

製半夏　茯苓　吳萸炒川連　白芍　烏梅肉

西洋參　橘紅　麥冬　松實　杏仁　竹茹

金鈴子　蘆根

北門朱男科

濕火下注淋濁未清不可補也迴症已久延久一時未易霍然

萆薢　草梢　烏藥　益智仁　石菖蒲

蘇州余男科

怔忡肝氣本屬同源因恐傷腎思傷脾

黨參　綿芪　於朮　硃茯神　棗仁　遠志

木香　龍齒　歸身　製半夏　橘紅　淮麦

紅棗　石斛　左金丸　長壽丸　磁硃丸

恙起於秋燥咳嗆日久肺已大傷少陰真水不足君相二火有

餘當此二氣相火主令蜒弱無神已成上損重候

洋參　阿膠　雞子黄　龜版　玄參　生地

天冬　川貝　山豆根　蛤殼　甘中黄　珠粉

陳市徐女科

病後陰傷脾弱氣不復致經阻半年夫血生於脾藏於肝全賴飲食資生肝脾和協地道自通毋汲汲毋戚戚也擬養肝陰扶脾土滋其化源調治

黨參　於术　茯苓　炙草　製半夏　橘紅

歸身　白芍　神麯　紅棗　霍石斛　玫瑰花

大東門黃男科

寒伏肺絡積飲上泛欬逆痰已十年刻下欬止而氣喘不平脉

弱無神中虚極矣從脾腎調治

製半夏 黨參 橘紅 茯苓 炙草 桂枝

甘杞子 蘇子 熟地 山葯 青鉛 銀杏

暨陽城童女科

病後咳嗽逾年不止甚至潮熱氣升側卧不能向右形瘦脉細弱

而數中虚氣不潛納有勞損之象姑進培土生金佐以養液

米仁 扁豆 淮山藥 茯苓 石决明

阿膠 石斛 製半夏 橘紅 桑白皮

炙草　知母　地骨皮　枇杷葉

又膏方

蘇子兩　水梨六斤　叭杏兩　三味俱以水絞汁

生地四兩　川貝兩半　麥冬兩　金石斛四兩　枇杷葉半斤

蛤殼四兩　阿膠兩半　白蜜收

山塘涇岸曹男科

肝主筋腎主骨精血不榮陰濕襲入左肢痠而屈伸不利一時

未能霍然

防風　桂木　獨活　苡仁　木瓜　巴戟肉　歸身
杜仲　牛膝　寄生　杞子　桑枝　絲瓜絡　絡石藤

陳午橋

濕温一月寒時即欲大便熱時則汗出不止口渴舌根厚尖絳脉情左手極虛右寸關浮大而數重按乞虛細参脉症恰合蒼术白虎之治冀應手方吉

生石膏　桂枝　硃茯神　茆术　製半夏
生甘草　知母　高麗參　粳米　竹茹

覆診

服昨方白疹密佈邪有外達之勢寐安渴減痞有轉機之象脈神左手虛弱右寸關尺較大不耐尋按總由膜原之邪未經透達而正氣已虧不能送邪外出致糾纏難愈然見痞尚在險途未可忽視姑擬育陰化濕安神和營理衛籌治冀其漸臻佳境

人參　洋參　桂枝　石膏　硃茯神　麦冬　炙草

白芍　棗仁　橘紅　細生地　苡仁　竹茹　粳米　紅棗

張姓女科

連枝補劑諸恙已減惟手足有時動掣乃血不養筋內風変動

耳治風先治血〻足風自滅以患其善行而數變耶

生熟地　桂枝　杞子　木瓜　上芪　蒺藜　威靈仙

橘紅　茯苓　歸身　白芍　桑枝　製半夏　絡石藤

金村時男科

脉得沉遲中陽失運不饑少納御飽此屬臟腑病如進溫通法

川附　厚朴　陳皮　白蔻　茯苓　小川連

白芍　吳萸　神麯　查肉　玫瑰　生熟谷芽

言子巷葉男科

肝脾虧損痞塊結於右腹有時攻楚脉弱腹脹面青形瘦中滿重候非煎劑所能療擬以丸劑緩治

黨參二兩 茯苓一兩五錢 炙草七錢 冬朮一兩 製半夏一兩 橘紅五錢

白芍三兩 神麯一兩 川連五錢 內金五錢 金鈴子二兩 谷虫七錢

瓜蔞一枚入碱末川椒末紙糊鹽泥煅用糠火 大腹絨 荷蒂煎湯爲丸

沈巷趙女科

忽寒忽熱日二三發正虛餘邪猶戀此即陰虛生內熱陽虛生

外寒也舌苔黄濁宜和營衛清虛邪

羚羊片 鈎〻 石決明 桂枝 歸身 白芍

製半夏 橘紅 白薇 石斛 青蒿 淡芩

地骨皮 茯苓 牛膝 鱉甲 竹茹

上油車王男科

胸中乃陽氣所居之地清陽失於旋轉濁陰因之上逆所謂地

氣上加於天也參以脈遲緩中虛顯然擬發陽光而消陰翳

全瓜蔞 川連 半夏 薤白 陳皮 白芍

製川附　茯苓　玫瑰花　枇杷葉　旱附桂　八味丸

晚服補中益氣丸

莫城毛男科

肝陽從左上升腎陰不能下攝此肝氣〻虛者所謂上盛下虛也壯水之中寓引火歸原之意

洋參　生地　白芍　龜版　羚羊片　肉桂

茯神　棗仁　知母　牛膝　五味子　杜仲

龍齒　黃柏　谷芽　川楝子

史王川

脾敗氣促腹痛洩瀉肝風震動手抖神倦危亟在邇防汗脫

高麗參　五味　麥冬　白芍　川附

雲茯苓　穀芽　紅棗

覆診

洩瀉總不能止脾腎兩虧元陽衰敗天柱骨垂終非佳兆氣喘不平正氣不續勉盡人工成功難必

高麗參　川附片　炙草　於朮　肉桂　炮姜　車前子

扁豆　淮葯　茯苓　五味　麦冬　生穀芽　紅枣

又診

脉微肢冷洩瀉不止天柱骨垂脱象大著江流日下矣

人參　川附　於术　炙草　肉菓　補骨脂　肉桂

淮葯　炮姜　歸身　橘紅　鹿角霜　穀芽　紅枣

福山浦男科

陰虚濕熱下陷致成痔瘻便堅下血脉數肛墮宜化濕清熱

萆薢　鮮首烏　条芩　霞天麯　枳殼

歸尾　刺猬皮　槐米　地榆炭　草節
木耳　功勞葉　糖糟　臟連丸　歸脾丸
封姓男科
氣血凝滯絡中非特胸腹板痛抑且徧身筋骨疼楚夙傷肝氣
濕溫夾發内外交病寒熱錯襍難以施治勉擬調氣通絡
旋覆花　延胡　川楝子　製朴　歸鬚
益元散　豆豉　焦山梔　牛膝　薏仁
江枳殼　青皮　上沉香　秦艽　烏葯

覆診

痛勢較緩厥陰之氣尚未流通仍宜理氣散邪和絡

川楝肉　青皮　延胡　木瓜　木香　木通　淡吴萸

赤苓　左金丸　四磨飲冲服如痛仍不止以蘇合香丸

言子巷林女科

血虚内風與外交合麻痺不仁肌膚發出水泡脾肺風濕也

亂粘子　豆豉　生地　綿芪　苡仁　羌活

粉歸身　橘紅　茯苓　桑枝　指迷茯苓丸

莫城六男科

細參脈症肝旺克脾土脾失升胃失降擬洩木和中法

洋參 吳萸 白芍 川連 金鈴子 半夏 茯苓

延胡 烏葯 沉香 玫瑰花 另五灵脂酒炒七卞 紅白蔻格

炙乳香没葯各卞延胡卞 白芍卞 青皮卞 澄茄三卞 為末每服五分

小廟前劉男科

肝風相火內煽引召外風齒痛屢發擬熄風清火治之

連喬 蔓荊子 白芷 黑山梔 知母

鈎〻　石决明　羚羊　蛇床子　旱蓮

青鹽　又漱口方　細辛　防風　白芷　花椒

福山褚女科

九秋血崩之後氣血已衰肝失血養反少腹疼楚按之痛者為

實想氣凝血滯肝絡也防血再崩耳

歸身　白芍　金鈴子　紅花　青皮　薏仁

乳香　没藥　五銖錢　木瓜　牡蠣　玫瑰花

福山邵男科

中虛濕熱身微熱而紅疹散佈呃忒頻頻神虛譫語脉右手不能尋按正虛邪實脱閉可慮

洋參 茯苓 於术 延胡 淡苓 烏藥 川黃栢 川椒 乾姜

川連 炙草 遠志 代赭石 橘紅 柿蒂

竹茹 覆花 蘆根

程氏男科

脾肺腎三經虧損面浮足腫腹滿氣不歸原根本內傷病不易治

桑白皮 腹皮 陳皮 赤苓 麥冬 牛膝 五茄皮

沉香　肉桂　洋參　杞子　麥柴　枇杷葉

朱氏女科

體質素虧濕熱久戀苔黄質紅手抖灼熱不退正虛邪不外達肝風動矣昏陷可慮

羚羊角　石决明　左金丸　先地　焦梔　淡芩

益元散　製半夏　砝茯苓　柴胡　桂木　玄參

枇杷葉　茆根　蘆根

前垯街崔姓男科

脉数不揚身熱不灼白疹雖佈尚未透足舌紅苔白邪陷三焦
心煩不寐有時讝語足冷不邪氣遏抑昏變可慮
犀角　羊片　鈎鈎　益元散　豆豉　黑山梔
川貝　連喬　知母　陳皮　桂枝　牛蒡子
茯神　薄荷　茅根
覆診
暑邪引動濕温症經二候白疹雖佈未清熱勢起伏不能間斷
每晡熱甚神煩讝語耳明失聰苔白燥舌心剥落脉右細数左

手兼有弦象邪已化火津液有傷體質素虧尚恐陷變

柴胡　石决明　羚羊　䃮茯神　麦冬　知母　淡芩

橘紅　益元散　鮮石斛　黑梔　竹心　茆根　蘆根

再診

大解後大汗淋漓神倦乏力熱勢大減舌心剥落之處苔已佈出舌根乾燥津液大虧脉左手弦象已退古稱育陰可使熱清宗服鑾萓意

羚羊　石决明　青蒿　䃮麦冬　䃮茯神　丹皮　木通

細生地　陳皮　鮮石斛　遠志　竹心　甘艸　嫩蘆根

三診

脉来沉細而數邪退正虚之象也然爐焰雖熄宜防餘火復燃
擬育陰清熱以撤餘邪

洋參　麥冬　茯苓　棗仁　鮮石斛　陳皮
山梔　荷葉　稻葉　益元散　鮮蓮子

四診

脉来仍有數象餘邪尚未淨化苔黃少液神虚譫語三焦氣化

不宜宜扶正育陰清邪

鮮石斛　青蒿　白薇　丹皮　茯神　棗仁　益元散
黑梔　陳皮　龍齒　洋参　淡芩　鮮稻葉

葉氏女科

鬱傷肝脾經所謂二陽之病也旦食不能暮食腹脹如鼓非臌
脹也乃肝木乘脾耳舌雖有苔而質紅少液不能滋養用藥殊
屬棘手

白芍　半夏曲　茯苓　金鈴子　橘紅　左金丸

木香　萊菔子　腹絨　玫瑰花　焦麦芽

覆診

諸恙皆減而少腹之痛未減肝邪尚未平耳腰疼帶下營衛虛可知　白芍　歸身　川楝子　草薢　腹皮　赤苓　杜仲

香元　左金丸　川斷　穀芽　桑枝　瓜蔞霜

丸方

瓜蔞一枚入川椒末碱末用皮紙封口鹽泥包糠火煆　党参　真於朮　茯苓

上芪　蘇子　白芍　扣仁　五茄皮　橘皮

歸身　沉香　六䌷　川連　萊菔子　用服絨荷蒂煎湯丸

濮湖橋王男科

此即内經勞風之候也乾欬無痰咳出清黄濁涕致傷肺氣遂至金破無聲近則脇痛背疼徧體疼楚乃肺氣不主周流治節失司故痛耳病入膏肓難以拺藥。

大力子　豆卷　叭杏　旋覆花　冬瓜子

枇杷葉　歸身　白芍　沉香屑　川斷

絲瓜絡　橘絡　牛膝　桑枝

覆診

據述背痛已緩痛脇如故絡虛氣阻咳久音嘶金破無聲病屬不治再搜索枯腸以盡人工

白芍 歸身 狗脊 旋覆花 叭杏 苹䕒

川斷 牡蠣 沉香 沙苑子 枇杷葉 葱白

再覆

手痛雖减肺腎大傷中土亦為之不振夫聲出於肺本於腎氣

而由乎中氣合且培補其中又合培土生金之意義於理似乎

不悖

西洋參　於术　扁豆　茯苓　炙草　歸身　大白芍

牛膝　川斷　杜仲　叭杏　橘紅　枇杷葉　谷芽

七星橋沈男科

操持過勞心陽吸傷腎陰水不制火肝陽上升所謂龍雷飛越也不寐心煩概可知矣此情志之病宜拂除一切心曠神怡可以却病延年附方宗壯水之主以鎮陽光為佳

大生地　龜版　麥冬　茯神　棗仁　洋參　靈慈石

五味　龍骨　牡蠣　白芍　小麦

羚羊片　珠粉　南枣

七星橋沈女科

肝木乘脾中虚氣餒病經二月上嘔下泄脉細形瘦已成反胃重候有土則木賊之險精不能養柔不養筋能無徧身疼痛乎況病起腰痛尤見腎虧厥陰衝氣上逆汗脱可慮宗神聖厥陰例治

人参　紫石英　乾姜　金鈴子　茯苓　竹茹　烏梅

小川連　川附　炙甘草　白芍　粳米　伏龍肝

五花卷張女科

肺主出氣為水之化源肺氣降則水道通腎主納氣為氣之都會腎氣升則諸氣皆逆而肝木横肆於其間則中氣(土)被克大腹巍然而脹此屬臟病俗所謂單腹脹也中空無物並非實症其忽而寒也陰戀陽也忽而熱也陰(陽)乘陰也為心悸為麻木為心悸不寐心煩也總屬肝鬱為病而連累於脾肺腎三經耳法在不治怡情善養或有生機

參鬚　硃茯神　佛手　白芍　麥冬　木香　酸棗仁

左龕 菟仁 腹絨 製羊衣 金鈴子 益元散 上沉香

余姓足痿遺精丸方

熟地四兩 萸肉三兩 山藥三兩 茯苓三兩 遠志八分 酸棗仁三兩

知母一兩五錢 黃柏一兩五錢 龜版四兩 鎖陽一兩五錢 杜仲四兩 線魚膠牡蠣粉炒三兩

狗脊一兩五錢 犯骨一兩五錢 蓮鬚一兩五錢 芡實三兩 廣皮一兩五錢 兔絲子三兩

巴戟肉一兩五錢 狗脊筋十條 腰子二具 金膠櫻六兩

蔡子安痢久不止方

於术一兩 洋參一兩五錢 茯苓二錢五分 炙草一錢五分 川連一錢五分 焦六曲一兩

木瓜錢半 薏仁錢半 查炭一錢半 地榆一錢 松花二錢 火肉骨一錢
杜仲三錢 炮姜錢半 白芍二錢 升麻五分 陳米三錢 荷葉湯泛丸

血虛經閉丸方
生地三錢 白芍一錢半 歸身 川芎八分 四製香附一錢半 木香三分
阿膠一錢 澤蘭一錢半 川斷 牛膝八分 松子霜八分 熟地三錢
白朮八分 延胡八分 卷柏

劉姓男科
伏邪表裏分傳瘧痢並作無形之暑濕與有形之積滯交蒸互

結不饑不納危將二候急宜表裡分雙解引其邪勿出之於外
否則內陷堪虞

細川連　木香　羌活　黃芩　桔梗　白蔻仁

青灵丸　梹榔　柴胡　茯苓　白芍　益元散

脉來左數大而右稍斂寒熱未止肝氣未平積已盡而糞多餘
邪未清津液已虧內熱蒸蒸小便短赤急宜扶正化濕以撤餘
邪

白芍　淡芩　扣穀　鮮石斛　益元散　扁豆

柴

柴胡　焦查　赤苓　車前子　香連丸　荷米飲

由痢轉瀉已走輕門然為數過多中虛所致脉右虛左實木旺土衰經謂濕多成五洩此時熱退而濕未淨防虛中生變擬培土化濕法

洋參　於朮　茯苓　炙草　炮姜　雞內金

木瓜　扁豆　谷蟲　苡仁　麥芽

進培土化濕脉象大有起色惟泄瀉不止經謂腸中熱則赤黃如糜此時上焦之濕已清下焦之濕未化還宗前意

參鬚　於朮　炙草　茯苓　陳皮　扁豆子

六麯 車前子

又末藥方

火肉骨兩 黨參五錢 松花兩 雞內金錢 焦飯滯兩

細參六脉左寸關仍見浮數肝木旺脾土衰下焦之濕未化出黃如糜理宜培中氣以清下焦之濕河間丹溪愈用苦辛寒者為此否則何時清乎便泄一日不止津液一日不復有江流日下之勢病魔日久大勢可慮

參鬚 白芍 川連 木香 炮姜 車前子

茯苓　六曲　炙草　洋參　葛根

昨進苦辛寒清熱化濕法澼出稍減且有裡急後重之勢所下之垢如沉香色中有血色濕熱究未盡也

洋參　白芍　淡苓　川連　枳殼　銀花

升麻　佛手　益元散

下利已止久腸胃枯涸津液已虧此時全賴胃氣為主方能津回泄止擬補中益氣法取其氣而不取其味蒸露服之

黨參朱　於術禾　升麻午　炙草一禾　歸身二禾　麥冬二禾

山芍錢 五味錢 上芪錢半 柴胡八分 廣皮一錢 陳米三錢

本城陳姓男科

暑濕熱下陷二腸成痢三焦熱結膀胱之氣不化癃閉不通澼出不止據述所下之糞黑而且亮乃熱瘀蓄血也

柴胡 桃仁 丹皮 枳殼 金鈴子 肉桂

山芍 赤苓 黑梔 知母 川黃柏 青麟丸

山查 枯芩 荷葉 粳米

泰州顧六符夫人

痰飲、肝氣、痔瘍三者之病已十年矣痰飲屬脾陽不運結成窠囊飲食不生飢（肌）肉尽化為痰肺金之生化之源肝木無兑金之制濕火下陷為肛瘍肝風上冒為昏厥見症錯雜難以治療用藥滋則碍下燥則妨上棘手重候有關格之慮

洋參　左金丸　石决明　左牡蠣　製半夏　茯苓

歸尾　槐米　枳殻　生米仁　杜蘇子　川芎

竹茹　早服附桂八味丸一錢　晚服控涎丹一分

痰飲之本在脾痰飲之源在腎腎陽虛則氣不化水脾陽虛則

食亦化痰皆因肝氣橫逆於其間内熱煩絞脘痛止心跳必至嘔吐而後快論理宜温補脾腎之陽方能却病今因厥陰之氣化火上擾甚至口眼歪斜語言蹇濇難挍[投]温補姑宗仲師厥陰例平肝逐飲以觀效否沉痼之疾難以霍然調理得宜庶可帶病延年今陽衰肉脱冬至陽生可慮

西洋參 川连 於术 茯苓 羚羊片 白芍

石决明 澤瀉 乾姜 橘红 製半夏 烏梅

苋麦冬 竹茹 雪羹 指迷茯苓丸

連進化痰逐飲平肝息風之劑諸恙不減難名之病奏功不易

洋參　白术　澤瀉　製半夏　大白芍　粉代黛散

茯苓　炙草　橘紅　上沉香　左金丸　莧麥冬

师子　五味　竹瀝　淡秋石　旋伏花　半煎半服

細審脉情無非肝風與火混合痰隨氣升則嘔隨氣而降則腿

痰入絡為麻痺上冒為暈厥十年痼疾斷難奏旦夕奏功勉再

搜索枯腸以盡人工

前方去白术炙草加牛膝絲瓜絡杜仲金鈴子梨肉

貴恙十餘年痰多作嘔肝橫火升胃陰嘔吐久傷關格可慮做
喻氏甘寒熄風痰養胃陰法
青礞石朴硝一兩同打碎入瓦鍋煅至硝盡石色如金絹包三兩 蛤殼五錢 海石三錢
瓜蔞霜四錢 川貝三錢 海蟄十錢 毛燕四錢 上藥複煎濾清
再入梨汁 藕汁 萊菔汁 蔗汁各二斤 姜汁三錢
竹瀝十錢 蘇子四錢水浸絞汁 叭杏汁五錢 蜜飴糖收膏
晨服凡方
腎與膀胱一表一裏欲利小便宜壯腎水以滋養肝木做八仙

長壽之意以澤瀉為君

澤瀉四錢　熟地二錢　萸肉二錢　淮山葯二錢　茯苓錢半　丹皮錢半

麦冬錢半　五味錢　牛膝錢半　杜仲二錢　桑枝三錢　煎湯泛丸

午服丸方

欲去痰而心嘔宜先培土運脾以固中氣乃疏補法

党參錢半　白术錢半　茯苓錢　霞天麯錢　陳皮錢　六粬錢

查肉錢　白蔻五分　炙草五分　川連五分　生熟谷芽煎湯泛丸

閑服煎劑宗歸脾調心肺肝腎而歸向于脾以扶生氣也乃治

本延年之良策

洋參　上芪　於术　棗仁　茯苓　金鈴子　乾薑

牡蠣　遠志　歸身　竹茹　製半夏　旋覆花　桂元肉包左金丸

港口任姓男科

伏邪因勞碌而發正氣之虧不待言矣據述早上汗出如浴並非退熱之汗熱時四肢微冷兩足到底不溫下虛無疑診脉虛微無力右手稍為有神邪少虛多慮正虛邪戀亡陽生變

桂枝　白芍　龍骨　牡蠣　焦梔　白蔻仁　川朴

羊絨　硃茯神　花粉　滑石　肥知母　六釉

浜港邵姓男科

伏邪熱勢已退氣血已虧遍體筋脉不舒筋惕肉瞤不能轉執睡防糾纏生變

桂枝四分　白芍　龍骨牛膝　製半夏　苡仁　羚羊片

茯神　橘紅　棗仁　石決明　木瓜　左牡蠣

東大河顧男科

病後失調濕熱未淨近日服田力穡勞碌又感濕熱面浮足腫

納穀作脹宜以運土化濕法

大腹皮 陳皮 姜皮 蘇葉 谷芽 大麥稭

茯苓皮 桑皮 川朴 薏仁 焦梔

早北門内趙

冲年水不涵木痰火風三者交煽乃癇厥之根姑以丸劑緩治

煨天麻錢 半夏錢半 橘紅錢半 竺黄五分 茯苓三錢 遠志錢

生地三錢 龜版三錢 鈎鈎錢半 白蒺藜錢半 石決明三錢 女珍三錢

紫丹參三錢 竹瀝姜汁泛丸

王市邵女科

肝脾血虛氣阻絡中至胃中則痛深流於兩腰亦痛此肝氣腰痛也

製香附　橘紅　沉香　左金丸　川斷　白芍　金鈴子

赤苓　炙草　砂仁　歸身　猩絳　竹茹

又周小姐

經期錯亂淋漓不止少腹痛攻胃脘非特肝脾失和衝任亦不統攝矣營虛氣滯先宜調氣舒肝

台芎　[illegible]　黑山梔　丹皮　川楝子　香附　澤蘭

炙草　海螵蛸　吴萸　細生地　桂尖　茅根　卷柏

西張市高男科

行走動勞皆能動火火爲三焦所司靜則水道通調氣化得行矣

知母　黄柏　黑山梔　木通　細生地　甘草

廣皮　苡仁　茯苓　滑石　車前子　大麥柴

毛姓幼科

腹脹虫積食滯脾虛丸方

炒米一錢 赤苓錢半 冬术八分 炙草三分 橘皮七分 神曲一錢

查肉錢半 五谷虫一錢 米蛀屑錢半 史君子四分 雞内金四分 腹皮煎湯泛丸

曹松亭

氣血兩虧陰陽並損足不温而脚跟痛腎所致也

蓯蓉 巴戟肉 牛膝 杜仲 師寸 製首烏

砂仁 甘杞子 冬术 川斷 川附 製半夏

茯苓 上綿芪 核桃

豐樂橋黃 左 五十二歲

廿一

脉大如箕兩足赤腫有自下而上之勢脉弱無神中虛濕熱壅
閉三焦症勢已深不能速效

桑皮　陳皮　川朴　苓皮　萊菔子　黑附　大腹皮

姜皮　川連　防己　川椒目　茵陳　牛膝　鐵砂

長涇王萬芳　六十五歲

肝木化火劫燥胃陰不饑不納舌光紅無苔邪火充斥元陰告
竭防成噎膈

淮麥　鮮石斛　茯苓　川連　製半夏

麦冬　瓜蔞霜　白芍　川貝　谷芽

江陰袁左　四十五岁

中虚飲痰內阻氣短似喘脉虚微無力筋惕肉瞤有時舌蹇乃心腎兩虧也

枸子　半夏　熟地　灵慈石 末炒　炙草　桂枝　青鉛　白芍

橘紅　茯苓　覓麦冬　遠志　紅棗　生薑　核桃

西張市高左　二十二岁

脉象無他恙自述腹中如有水小便赤少然屢投分利清熱之

剖斷無有如此冥頑不靈者也須知天熱汗多小便亦少未可據責其不利仿猪苓湯利不傷陰爲宜

猪苓　茯苓　澤瀉　陳皮　茵陳　黑山梔
阿膠　黄柏　知母　滑石　大麦柴

田庄周

脉遲緩中虚痰飲内阻納穀不旺當以温藥

冬术　茯苓　半夏　橘紅　炙甘草　乾薑
薏仁　查肉　六粬　[illegible]　谷芽

陶家巷晏

肝氣上逆呃忒噯氣宜平肝化痰

二陳加旋伏花　党參　代赭石　薏仁

公丁香　乾姜　柿蒂

李仲康夫人丸方

洋參兩　柏子仁兩　丹參錢　茯神兩　棗仁（豬膽汁炒）兩　天冬兩

麥冬兩　五味子兩　生地四兩　元參兩　桔梗錢　蒼龍齒五錢

遠志錢　元武版五錢　阿膠兩　金箔十五張　豬心血錢　蜜丸

清水橋李右 二十歲

脉來鼓指一索可徵素慷咳逆金水大傷不時失血紅咽喉下關脹痛聲出不揚此少陰虛陽明旺風痰內結極重之候他日產後入損最易

牛蒡 川貝 甘中黄 阿膠 元參 二生地 射干

連翹 生蛤殼 黑山梔 竹油 珍珠粉八 雪羹 用荸薺四个海蛇漂去石灰凡刃

又吹藥方

犀黄下 滴乳石下 月石三下 青黛下

真珠下 人中白七 薄荷七 辰砂七

先下白凍既而小便癃閉氣從下墜即欲大便所下赤凍而小便仍不能暢宗丹溪升降法

人參 羌獨活 茯苓 桔梗 車前 滋腎丸

炙草 前柴胡 枳殼 川芎 紫菀 青果丸

另莿薺苗 葱 商陸根煎湯薰

覆診

昨進丹溪法小便雖通尚未能暢大便赤凍亦減均爲佳兆然

腎氣已虧防成後閉
澤瀉 白芍 甘草 細生地 枳殼 萆薢
帅子 木通 赤苓 車前子 桔梗 滋腎丸
再診
脉左虛弱右虛大脾肺腎三經不足致小便雖通尚需用力不
能通暢究屬氣化不及州都再進分利恐逼枯汁而泉源告竭
擬滋化源通肺氣壯腎水為治本良圖
白朮 麥冬 細生地 炙草 綿蓍 生熟谷芽

洋參　白芍　車前子　赤苓　竹心　滋腎丸

補中益氣丸　以上三方金村金幹卿案

西河下周左

木旺者土必衰土衰則失運化穀水之權故食難化之物即痛

宜扶土運中泄木

玄參　丹參　炙草　全瓜蔞　查肉　蔻仁

白芍　吳萸　雞心　焦六麯　生熟谷芽

金村金左

廿六

脉和右關畧見弦象氣化已宣州都據述前日夢遺究屬腎氣不固

生地　洋參　茯苓　麦冬　淮山葯　五味子

遠志　棗仁　白芍　澤瀉　生谷芽

另早服大補陰丸　晩補中益氣丸

金邨陸左

氣虛則畏風怕冷營虛則汗出過多急宜補氣和血

上蓍防風炒　桂枝　歸身　白芍　黨參　茯苓

甘冬朮　炙草　橘紅　牡蠣　淮小麥　紅棗

百歲坊王　右

暈厥屢發痰火風上逆厥陰之病最不易治宜以丸劑緩治

製半夏一兩　棗仁一兩　遠志五錢　洋參一兩　牡蠣三兩　天麻五錢　元武版二兩

膽星二錢　斗果一兩　蕤仁二錢　鬱金五錢　琥珀五錢　大生地四兩　金鈴子一兩

龍齒一兩五錢　茯神一兩五錢　鈎鈎一兩五錢　薑汁五錢　竹瀝油四兩

周景春

病經兩候入陽明熱甚神蒙呃逆頻頻經云諸熱衝上甚甚其為火呃無疑正虛邪甚中脘按之微痛大便十餘日不下陽明熱結亦無疑

建麯　黑山梔　大黃　犀尖　甘草　竹茹

薄荷　元明粉　橘皮　柿蒂　鈎鈎　薑汁

晚服安神熄風方

茯神　硃麦冬　遠志　羚羊角

石決明　元參　天竺黃　川貝

覆診

昨進河間法大便未通夜半仍昏陷蒙閉脉弦浮右大於左呃逆頻頻此少陰不足陽明有餘舌強遺溲大為可慮

犀角　鮮石斛　元參　茯神　双鈎　丹皮

羊片　細生地　麦冬　遠志　橘紅　柿蒂

益元散　石菖蒲　竹瀝姜汁沖　紫雪丹三分

蘇州戴左

陰枯於下陽結於上胃脘乾槁已成噎膈

北沙參　茯苓　鬱金　杵頭糠　荷蒂
紫丹參　川貝　砂仁　五汁飲
塘橋徐右　覆診
瘧與咳依然如故正邪虚戀復感現在暑熱恐成瘧勞
大熟地　啮子　西术　鮮首烏　蘇子
益元散　元米　橘紅　厚杜仲　柴胡
大西芍　炙草　沉香　老生薑　紅棗
清水塘橋李右　十六少

少陰腎水不足少陽相火有餘犯肺嗆咳喉癬症難圖治

射干　牛蒡　元參　鮮斗　黑山梔　篾竹葉

桔梗　甘草　川貝　叭杏　阿膠　枇杷葉

竹瀝　另柿子葉泡茶飯

張嘯生

金匱云陰氣孤絕陽氣獨發但熱不寒為瘅瘧此症近見極多無人論及大約少陰水虧冬時伏寒至春化熱而發因但熱不寒故曰瘅作止有時故曰瘧近吸暑濕下利白中微紅陽邪陷

入也姑進消暑和中以提其下陷之邪俟其動靜

生白芍　柴胡　益元散　枳殼　白糯米

香連丸　黄芩　焦山梔　桔梗　赤茯苓

覆診

瘅瘧因陰氣孤絕陰者少陰也曰孤曰絕真陰不足可知知陽氣獨發陽者陽明也兩陽合明火旺可知久久令人消爍肌肉如金在鎔日漸消爍則成損怯矣其本從冬失閉藏而來仲景雖未立方而育陰清熱言下躍然畧論病源質之高明

洋參　生地　元參　白芍　益元散

天冬　丹皮　鮮斗　梨汁　蔗汁

又蒸露方

地骨皮八兩　鮮生地四兩　青蒿四兩　丹皮二兩

稻叶四兩　鮮生地四兩　鮮石斛四兩　荷花四兩

按宮亭汪左

舌音不清神識蒙昧遺尿身重惡症畢集

犀角　羚羊　生地　膽星　鈎〻　茯神

丹皮　遠志　木通　鮮斗　西芎　川貝

菖蒲　金器　萬氏牛黃清心丸　珠粉下　犀黃三厘

覆診

服昨方脉靜身涼神識稍清但舌音不清究非佳兆勉擬扶正

化邪

生地　犀角　羚羊角　茯神　麥冬　鮮石斛

黑梔　洋參　遠志　橘紅　西芎　紫斗菜

牛黃　金器　仍用萬氏牛黃清心丸

迎春橋吳右

懷麟七月暑濕熱三氣吸入逆傳心包神蒙舌短氣促痰鳴遺尿不語汗出遍身胎氣上逼正虛邪實脫厥在邇危機速矣

羚羊　鈎〻　元參　麥冬　蓮心　化橘紅

膽星　竹心　菖蒲　蘇梗　蘆根　西瓜翠衣

薑汁　竹油　連翹心　紋銀　苧麻

東殿巷吳左

服達表疏解之劑紅白疹密佈表邪雖有外達之机寒熱未能

退清熱甚時譫語神昏裏熱極重乘入陽明瀉出宿垢甚多亦屬熱泄腹中按之微痛舌根微灰不寐心煩亦屬腎水不足防邪陷生變擬表裏雙解

犀角　鮮生地　丹皮　連翹　黑山梔　淡豆豉

蟬衣　瓜蔞仁　鼠粘子　川連　鈎〻　製半夏

茯神　益元散　金器　茆根　蘆根

昨進藥後頗得安寐譫語亦少刻診脉尚安靜右大於左陽明熱邪究未盡化下午壯熱以陽明旺於未申時也轉瘧則輕入

裏則重
犀尖　鮮生地　硃茯神　淨鈎〻　益元散　淡豆豉　斗皮
製半夏　焦山梔　炒枳殼　連翹　荷葉　茅根　蘆根
夜子時微寒且熱黎明熱甚辰刻方退尚未能十分退清總之
脉不弦邪未歸正少陽不可謂瘧必得轉瘧方可無慮
連翹　大力子　黑山梔　青蒿　鈎〻　製半夏
元參　白薇　斗皮　赤苓　益元散　鮮生地
茅根　蘆根　青灵丸

熱退頗清麻形尚数裏熱未清下午恐其寒熱再來也

鮮生地　黑山梔　羊片　連翹　茯神

益元散　丹皮　紫胡　淡芩　石決明

昨三更時氣升煩躁白疹續佈灌漿舌苔又佈一層黃白邪熱雖達餘燼恐其復然胸次不舒邪在上焦較多莫不陷為妙

瓜蔞　真川貝　鮮生地　鮮石斛　鈎〻　石決明　木通

硃茯神　羚羊　麦冬　丹皮　橘紅　蘆根　燈心

熱退身涼脈神安靜睡亦安穩宜育陰以清餘熱

瓜蔞皮　鮮斗　洋參　貝母　木通　麥冬　益元散
枳殼　茯神　知母　鈎〻　橘紅　谷芽

灣橋姚　右

暑温十八日因邪致虛邪不化有逆走膻中之勢少陰不足陽明有餘舌本強硬爲此症之大忌刻診脉細熱退汗出下午恐其復熱〻處濕中濕包熱外小便不爽抑且自遺更爲可慮

滑石　寒水石　石膏　桂枝　白术　茯苓
澤瀉　赤茯苓　洋參　麥冬　芓豬　荷梗

四三

吴雨田令正

濕暑温二十日神識漸昏肝風暗動舌心苔灰唇焦齒燥腹滿按之不痛陽明有熱無結邪在三焦脉象糢糊變端叵測

川连　瓜蒌仁　枳實　连翹　焦山梔　製半夏　絲絨

石决明　赤苓　滑石　薄荷　羚羊角　荷叶　燈心

昨服焰胸法大解頗爽胸次稍舒神識稍清但舌黑未化齒痛齦腫陽明鬱火不達還防變陷

川连　瓜蒌　只实　连翹　羚羊角　赤苓

滑石　石膏　知母　猪苓　制半夏　麥冬

竹心　蘆根　荷葉

昨晚續得大解腑氣已通諸恙皆減惟齒痛不止陽明火熱未

清防生牙疳

羚羊　石膏　川連　石決明　鈎鈎　麥冬　碧玉散

茯苓　澤瀉　枳殼　粳米　半夏　箋竹葉

又漱口方

細辛　知母　防風

脉症均減惟陽明餘焰未退煩燥發熱不寐伏邪究未盡達也

石膏　木通　洋參　麦冬

石斛　蔞皮　川連　枳殼

倉前沈右

陰虛濕熱下注帶下頻頻腰脊痠疼法宜緩圖

川芎　樗根皮　川黄柏（良姜炒）　茯苓　遠志

棗仁　川斷肉　花龍骨　牡蠣　杜仲

陳家市湯左

刻診脈虛弱不数舌無苔而滋潤胸腹並無滿痛夜分壯熱譫
語呃逆頻頻神倦如蒙邪氣重而中氣虛也防陷變之慮

川連 淡苓 製半夏 柿蒂 炙草 橘紅 羚羊
赤苓 遠志 滑石 薑汁 箴竹茹 燈心

昨晚復得大解府陽已宣呃逆連續不止舌無苔而化燥津液
被奪神呆身重見症尚在險途

羚羊 茯神 洋參 麦冬 知母 細生地 赭石
旋覆花 遠志 橘紅 赤苓 鮮石斛 竹茹 生炙草

四五

柿蒂　薑汁

寺前李 右二十歲

産虛不復脈弱色瘁形衰表裏俱熱日晡方劇熱甚欬逆曾經見紅蓐勞可慮

沙參　鮮石斛　苡仁　赤苓　橘紅

細生地　益元散　杏仁　黄芩

翁家庄陸 右

四月寒熱往来至今熱脈亦不而脈細弱日晡微寒微熱胃氣大

虛肝木横逆致脘痞作痛耳

白芍 佛手 柴胡 赤苓 焦术 炙甘草

丹皮 黑栀 牛膝 蘇子 川楝子 左金丸

沉香 滑石 蘆根

總馬橋謝左

脉来細數之形畧減靜則欬少動則咳多金水並虧機不降下

虛上實重候也

蘇子 生地 橘紅 杏仁 阿膠 蛤黛散

白芍　麦冬　茯苓　川貝　花粉　上沉香

又俞左

脉沉而有力胸腹按之痛陽明之裏症也自汗紅疹隱約背微惡寒少陽明陽之表症也參合脉症裏重於表防其邪陷

柴胡　枳實　大黄　半夏　甘草　赤苓

蘇州邵

產後復邪四十日矣身熱不止舌黴作惡口甜脉虛煩躁心悸不寐種種見症正虛邪實散邪防脫補正礙邪棘手重候

川連　橘紅　茯神　麥冬　羊片　製半夏

鈎〻　黑梔　决明　沉香　鮮斗　益元散

枳殼　姜皮　金箔　竹茹

身熱退而未淨口膩味甜胸脘不舒杳不思食病已四旬有六

日矣正氣大虧濕熱逗留不化防其汗脫

瓜蔞　遠志　羊片　川連　茯神　製半夏

麥冬　决明　枳實　牛膝　斗果　箴竹葉

谷芽　佩蘭　金箔

陳氏女科

暑濕熱三氣迷漫三焦與時邪夾發肝橫胃逆呃忒七日不止音低衝氣上升中無抵柱舌苔薄白微黄脉大兼弦肝陽化風内動頭痛微熱痙厥可慮症機錯雜難以治療姑擬安胃法

洋参　乾姜　枳實　紫石英　石決明　益元散　川連

烏梅　麦冬　荷葉　竹茹　另附子和乾麵作餅貼足心

脉象浮大之勢稍斂但覺遲緩無力中虚肝逆犯胃為嘔為逆呃顯然無疑所謂肝病吐涎沫也但日數已多虚脱可慮况納

食即吐乎舍安胃無别法鄙見急宜扶土以平肝逆冀嘔止納
穀方有生機

人參　生白芍　川連　烏梅　川附　乾姜
麦冬　法半夏　茯神　炙草　陳米　伏龍肝
另磁石五　赭石五　月石半　雞谷袋　戌腹米一錢　為末拌覆花湯下

諸恙較減並無燥熱等症兩足亦溫脈稍有神呃忒漸平溫通
頗合惟肝氣鬱結納食格拒不下中脘時欲上泛有似噎隔反
胃之象痰恐鷄峯所謂神思間病者此也情志之病本難圖治

人參　白芍　法半夏　旋覆花　代赭石　安桂　川連

炙草　金鈴　茯神　木瓜　金器　杵頭糠　枇杷叶

右脈四至左脈微弦舌苔帶灰微黃中脘不舒氣呃之餘必噫長一口此肝鬱之象大便旬餘日不解古稱下格不通必返於上此沃沫之所由來也見症仍在險途

淮麥　麥冬　鮮斗　製半夏　茯神　棗仁

烏梅　砂仁　蘇梗　潤腸丸　雪羹　金器

又　梨汁　藕汁　姜汁　蘿蔔汁　白蜜

胃氣以下行為順逆則諸病叢生寐中驚惕呃逆不止肝病犯
胃之病無生之權脉虛弱無神急宜養心神平肝木冀神來復
方許無慮
茯神　棗仁　白芍　丹米龍龍齒　製半夏
牡蠣　浮麥　麥冬　橘紅　女貞子　五味子
鮮斗　川附　竹茹　金器
肝風將動厥逆不止自汗過多此因中氣大虧谷食不進所致
汗脫可慮

人參 龍骨 牡蠣 附子 熟地 川桂木
茯神 麦冬 丹參 棗仁 白芍 五味子
烏梅 沉香 珠粉 金器 小麦 紅棗
汗止厥回脈右三部安妥左微弱無力究屬陰不戀陽下虛上
實之候
人參 熟地 龍骨 牡蠣 龜版 紫石英
茯神 麦冬 棗仁 桂枝 白芍 五味子
獅子 烏梅 金鈴子 沉香

道苛宗

參脉虛弱無神察色面黃少澤　音不響咯痰帶紅又非金

無聲之比究屬先天不足痰火刑金也

川貝　桔梗　甘草　元米　焦梔　敗叫子

竹茹　竹葉　竹油　舊笛管　鷄子清

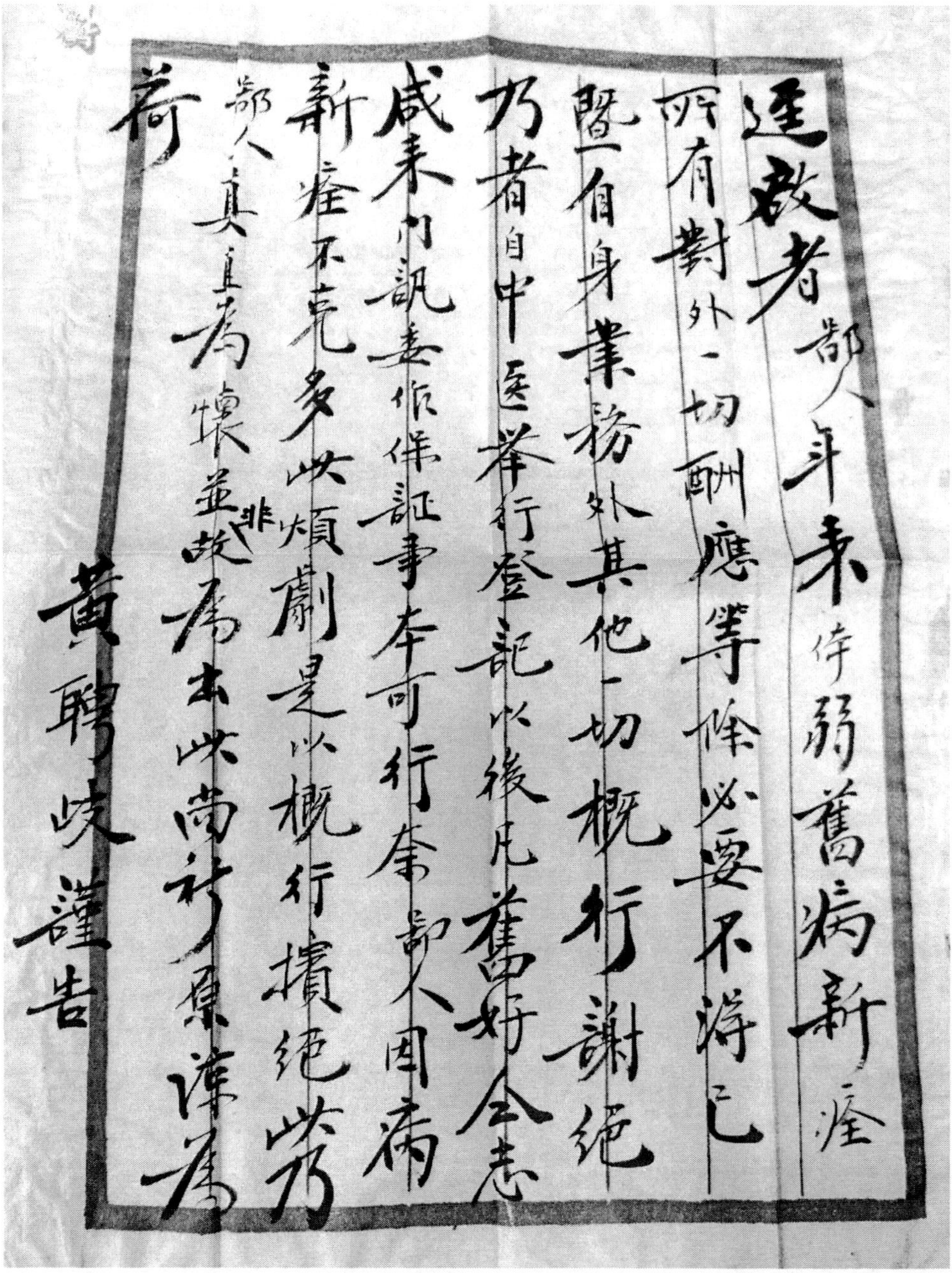

逕啟者鄙人年來體弱舊病新痊
所有對外一切酬應等除必要不得已
暨自身業務外其他一切概行謝絕
乃者自中醫舉行登記以後凡舊好同志
咸來門訊委作保証事本可行奈鄙人因病
新痊不克多此煩劇是以概行擯絕務乞
鄙人真意為懷並非故為高尚尚祈原諒為
荷
黃聘岐謹告

五家醫案一卷

〔清〕唐桐伯録
清俞壽田抄本

五家醫案 一卷

本書爲中醫醫案著作。全書所録五家醫案，分别爲曹仁伯醫案（五十九方）、鐘孝存先生方案（一百二十四方）、薛生白先生醫案（十方）、繆遵義先生醫案（九方）、葉天士先生醫案（九方）。書後附醫方雜要（常用簡要驗方）。此五家先生均爲江蘇名醫，其中葉天士、薛生白、繆遵義爲吴中醫派的代表人物，擅治温病而名揚天下。此書選輯五家醫案之精要者，足堪『開啓後學之津梁』的贊譽。

五家醫案

一曹氏純墨 十四頁 五十九方　二鍾孝存先生方案 二十七頁 一百廿四方

三薛生白先生醫案 十方

四繆遵義先生醫案 九方

五葉天士先生醫案 九方

五家醫案百讀不厭真大名家引經典古以今諸著開啟後學之津梁非淺鮮哉

此書抄於前清光緒十五年己丑春田又志

曹氏純墨

吴門曹仁伯著　元和唐桐伯錄　吴縣俞壽田抄

腎主二便，開竅於二陰。腎与膀胱相为表裡，膀胱有热，則小便为之淋痛，大便为之艱結也。法當補陰，兹以通利之品。

大補陰丸　竹葉　草梢　茯苓　青鹽

左脇堅大如盤，脉象弦濇，此係寒飲内阻，血分壅塞也

肝着　枳朮丸

敍經兩月。寒熱盜汗。惡風。溺黄。脉浮且数。此係傷風不醒。欬嗽勞也。名曰勞風。防喘。

秦艽鱉甲散

腹痛嘔逆。寒熱身争。自汗盜汗。月事不來。脉息沉弦。此係肝虚氣鬱。所進飲食不生營衛。多變痰飲也。防久淹損。

逍遥散　丹皮　陳皮　製香附

產後寒熱身争。大便溏薄。白帶心悸。脉形虛弱。此係脾氣大虛。營衛亦然也。防涉蓐勞而喘。

歸芪建中湯　丹陳皮　茯苓

肝足厥陰之脈起于大指叢毛之際。此足大指麻木且赤。據云得於風氣得者。良由風善傷肝。肝傷則所藏之血不得流通而理也。

歸芍　首烏　膝苓　風丹　杏仁

脾為陰土。腎火所生。火衰則土必不旺。欲旺其土。除非大補矣。為

附子理中　二陳　枸杞　沙苑　菟絲　歸身

二

據述血絡曾傷。現在復發。脈形弦細。此係勞倦太過。營衛氣弱不能攝血。血脫之於上也。但所脫之血未盡出之於口。而尚留於胸間也。法當養化以冀不冒為幸。

歸芎　山芪炒　阿膠　丹參　米仁　茯苓　藕節炭

溏泄於下。欬嗽於上。腹痛裏急。此係風濕互病也。

敗毒散

降者濕熱。每於春夏之交。往來寒熱。今年更甚。加以咳嗽氣短。苔白溯黃。脈細且數。又有風邪內患。肺氣亦傷也。

清燥湯

上吐下泄，肝胃兩經宿病也。去冬腹痞，因硬而越，延及於腫，二便失調，此即藏寒生滿病也。良以一陽未生，寒物內傷，〻後陽氣更虛。病情更劇，下焦陽氣既困甚矣而醒。何不進而求之，俾得一陽來復，濁氣潛消，庶幾有望。

來復丹　米飲湯送下

一陽來復，腹之滿者已減其半，豈非美事。然美中不足，三陽未泰，尚覺其痞，〻者否也。否而不泰之謂也。

三

來復丹　米飲送下

脘痛嘔逆，久而不已，口燥苔膩，腹中漉漉有声，大便秘結，此係積飲上逆，氣火隨之不能下達，病更劇也，每易歸入膈门。

化肝　雪羹　苓朮　己椒藶黄丸

大腹主脾，脾之氣旺則腹大而爽，邪氣甚則腹大而硬，硬硬至臍凸，脾將敗矣。敗則治之濕也，何以驅逐，擬丹溪法。

小温中丸

勞風發在肺下，使人强上瞑視，吐出若涕，悪風而振寒，欬出若涕清黄，其狀如膿，讀此書而識此病，識此病而云此方生平恨事，幸有秦艽鳖甲散，柴前梅連煎，且在以为偏風不醒，变成劳之计。

秦艽鳖甲合柴前梅連煎

病經旬日，身热無汗，口乾喜飲滚湯，欬嗽嘔噁，苔白便秘，腹疼。此係偏寒鬱热，夹食不化気，每易昏閉而敗。

枳实梔子散　温胆去竹茹　葛杏　姜皮

腎移热於膀胱，水道渾濁，小便苦〻痛，防喘。

五苓　黄柏

四

陽明中土。萬物所歸。外因膏藥之熱。聚于陽明。散於四處。所以中焦苦熱。一身諸絡各屬不和也。

菉豆　赤小豆　黑梔　竹節　雪羹

肝者靜滿。痠痛眩暈。乳苦蒸熱。迭更腹日益大。脈細弦數。理之不易。

地骨皮飲　延胡　白薇　牛膝

按趙云常。風疫癘致。風性善行而數變。瘙痒隨氣升降。上下云義不到也。

蒺藜　橘半　米仁　苓朮　竹瀝　姜汁

脾为生痰之源，肺为贮痰之器。痰病日久，咳嗽不止，脾肺两偏，则营失其所生，卫失其所護。云怪乎音爍不揚，乍寒乍热，接踵而至也。

参芪　防吉　麦冬　玉竹　紫菀　苓朮　半夏　杷叶

营行日遲，卫行日速，速则营度自失。营中之血未免被逼上行，此係氣逆吐血之所由来也。

二至　生地　侧柏　米仁　黄芪　骨皮

五

風寒湿三氣雜至，合而为痹。本直温药和之。云奈病日经久之氣之邪亦已散去，已在經者則瘀，絡者則痺之時，又與風寒濕初時見症亦不相同，所以脈弱弦數，舌苔乳膩，小溲色黄，繼之於後也，擬蠲痺法加減。

蠲痺湯去防　姜皮　竹瀝　白蒺藜丸　木瓜　芦根

胸脘時悶，悶則太息得舒，即內經之憂思則心系急，急則氣道約，約則不利，故太息以伸出之是也，當從七情治之。

四七湯

胃之大絡名曰虛里，貫膈絡肺，出于左乳下，其動應衣，責在宗氣虛也。甚至兩脇不和，頭目昏眩，肝氣必橫逆，病情更進一層矣。

且先化之。　化肝煎。

病經三載，神氣模糊，脈息模糊，舌苔焦黑，少腹若癥，此係陰

涸陽精並涸，邪深不化也，奈何。

生芪　洋參　鮮斛　白芍　甘草

天冬　花粉　淮膝　丹皮

暑濕在上，氣分盛，親上則為咳嗽，親下則為痢疾也。

青六　淡芩湯　吉梗　荷葉　粳米

六

病甫四日，凛寒已不并，熱不解，頭痛身疼，胸悶微汗，背二不渠。白苔滿佈，脈弦口苦，表邪外感，引動暑原伏氣也，必須戰汗乃安。否則陸幽勢强而變。

達原飲　葛根　羌活

暑濕瘧食交結不解，頭身俱痛，表熱汗少，中宮拒按，大便溏薄，煩逆嘔噁，苔黃口燥，勢欲昏呃，不可忽視。

香薷飲　全瓜蔞　羌活　蔻殼

二陳去朴　淡芩　知母

胸痛徹背，飲食不利，醱水時溢，脉弦苔濁，此係中焦濕熱積飲成痰，上阻胸陽不曠也。自春徂夏，為日已久，病必入于絡間，首以宣通。

肝着　薤白　姜皮　白芥子

金鈴子散　瓜樓子　桃仁

腎為生痰之源，肺為貯痰之器，痰之為日已久，氣道失其清潤之常，所以每感風寒，則為嘔為咳為吐，擬仲景法主之。

四七湯　桃仁　瓜蔞　砂仁

七

一陰一陽結，謂之喉痹。痰痹之萌，未有不結乎一陰一陽也。明矣。然此間更進一層。濕客濕熱，素受。不獨上升之氣暗助喉痺。亦且下注腸間。變為痔漏。用藥極難。

川連　丹皮　杞叶　細地　鳳凰衣　澤瀉　通草

血絡損傷。久欬音爍。嗌乾咽痛。瘦腿不利。脈象虛弱。病名肺痿。防喘。

紫菀　生地　黨參　麥冬　阿膠　甘草　款冬　茯苓

肉風習習。感自外風。標本同病。本者陰陽之別也。此間陽比陰分更甚。且天癸氣于中。陡然暈倒。頭痛胃痿。口歪舌強。左指不舉之然，神情困倦，飲食不舒，苔色白膩，喜欠懶言，錯見不一，然脈數不緩，七日之中自可相安無事，唯右關脈弦滑，左脈部帶緊，寸亦不寬，竊恐痰邪害空竅者，閉而不通為累耳，急急通陽，以使離照當空，

桂枝附子湯　二陳　烏藥　蠍稍　竹瀝　遠志　石菖蒲

寒熱分氣，見於久咳絡傷之後，脈形細數，右尺無神，動則氣喘盜汗少納，一派虛勞見症也，

六味　瀉白　杏仁　白薇　枇杷露

八

三焦咳狀，咳而腹滿不欲食飲，此皆聚于胃關于肺，使人多涕唾，而面浮腫氣逆也，理之顯然。

異功散　大陰長服

思慮傷脾，烟薰傷肺，脾傷則痰之生源不息，肺傷則痰之貯器常盈，所以秋經於肺，嗽出於脾，二者互相為患，水涸日枯，肝火益旺，脈象弦數，已盡而益著其危也，非補不可，然本雖固矣，而其已化之痰火者，不得不兼，治其標，所謂固本兼治標是也。

十味溫胆　雪羹　枇杷

水虧之体。肝火未有不升。升則頭暈於上。足軟於下宜矣。左尺脉見細矣。而右寸関部滑數不虛。加以肉瞤驚惕。肢麻手震。必有鬱火生痰。湿亦生痰。竄入絡間也。法當化痰。佐以滋水涵木。

温胆　洋參　句決　天麻　白芍　川貝　枇露

血熱之軀。肝經氣鬱不宣。所以鼻衄牙宣。咽痛口苦。繼而大腹痞滿。噫逆不舒。左関脉象獨弦數也。主以化肝法。

化肝煎　金鈴子散　芦根

九

病已十有一日。身熱少汗。而尚形寒。苔白胸悶不渴。二便失調。其心悸瘦。診脈左細緊右弦帶數。無乃伏邪內動。外被涼風所遏。
營衛素耆。無力以化也。防昏喘。
陽胆湯合二陳
脾本多濕。肝亦有熱。此痛疾也。近更寤不成寐。寐則多夢。小
便後精滑。從之者皆白濁。脈象弦數。尻部瘦疼。想是操勞太
過。心腎不交。病情夾雜。用藥最難。
六君子合金水六君煎　只殼　秫米　棗仁　遠志　龍骨
肺合人之咳。咳之則在於肺。不問可知也。然非本清肅原非作欬

者也。而其所以然者，該由痧後餘邪留滯於肺，肺之常熱矣。熱則外易招風，內易貯痰。風痰鬱結，肺之相傳無權，治節不出，此疾之一証，所以頻發也。現在發而未定，補瀉並施法治之。

光杏仁　紫蘇　桑白皮　甘草　橘紅

麥冬　川芎　地骨皮　款冬　[illegible]

天之熱氣下，地之濕氣上，人在氣交之中，無隙可避。書而受者，即名曰暑。暑之謂言，有濕有熱，不言而喻。夫暑先入心，暑必傷氣。氣分之濕，不為之先降之，則暑之熱必不能去。所以暑濕熱三氣交蒸之初，務須先去其濕，正合古人消暑在消其濕之旨也。然濕邪一去，其氣即從外達，又名暑者，不名暑濕，一氣而即兩名。前後用藥亦異，蓋以其則偏陰，氣亦更弱，云徑乎鼻觸，最易惹上逕清道而出，身體困倦，飲食漸減，脈轉弦數，陽分更甚，口內知乳，種種見其書中即寐之象焉。但暑邪一症，河間云論三焦，現在診顏皆叢，邪甚偏於中上，唯恐去過多，害在下焦，陰液如此。細診斷在少陰不足，陽明有餘，何疑惑哉。擬景岳玉女煎法，俾得中上焦熱氣上薰於肺者，盡從暗化，而下焦之陰液亦不再傷。

仍不出劉氏三進治例。未識是否。

玉女煎

寒熱之下。胸間不舒。膚目俱黃。肢倦疲疼。頭面紅熱。氣息短促。脈形細微。此係風氣濕熱。互相為患。不悉誰化也。一

肝著湯　蘊子　黑梔　甘菊　甘草　茯苓　神曲

進前劑。肢倦疲疼稍緩。氣短促略平。餘恙不減。想是風氣漸化。濕熱仍鬱。而氣未盡也。二

照前方去　蘊子　茯苓　加杏仁　苡仁　霍石斛

十一

風氣雜糅，濕熱不化，留踞陽明，是以脘痞痠疼已除，黄色不退，加以中脘時痛吐逆，胸痞似嘈不似嘈，苔白滿佈，足冷脈微，元氣内虧者得之，不更為要。擬枇杷葉散加減。三

本方去香薷 杏仁 麦冬 加参 苍 藿梗 姜秘 半夏

吐嘈已止，痠疼已緩，惟中脘仍痛，黄色不退，脈細帶數，神倦欲蒙，舌苔尚有濕熱也。

茵陳四苓合越鞠 省頭草

寒熱時作，血絡曾傷，欲嗆胸痞，其中塞窒，脈形濡弱，此係病

血內熱，肺受其爍也，理之不易，虚勞恐久延成損。

肝着　葶藶　麥冬　白楊　川貝　枇杷葉

暑邪內伏，為瘧為痢，病因經久，脈空神倦，自汗盜汗，虚態不一而足，虚勞恐元氣難支，而有不克化邪之憂。

小柴胡湯　治中湯

瘧經一候，不能得汗，反下痢，舌紅口燥，飲逆溺黃，此係風邪外感，引動伏暑也，恐其源涸。

葛根芩連湯　至寶丹　藿朴　前胡

十二

下痢雖除，身熱不退，口渴口燥，脉形益大，此係暑邪化燥深入營中也，防其液涸。二

犀角地黃湯 去芍 加麥冬 石膏 知母

少腹刺痛，得食更劇，兼不嘔吐，小便利者，責在膀胱瘀血無疑。

桃仁承氣湯

喘出於胃，關於肺，標本同病，始而邪甚，繼以正衰，大非久病所宜。且在上焦者，因欬為肺痿，仲聖早已言之，非虛言也。肺之一

藏外被蒸火所爍，內為肝火上逆，金不生水，水不涵木，木反侮金，其畏如虎。擬与伏脈湯治其下，葦莖湯治其上，以冀弋獲。

葦莖湯 去桃仁 人參 阿膠 二母 棗仁

瀉白散 生地 麥冬 甘草 粳米

咳嗽百餘日，陡然咽痛嗌乾，音聲不揚，脈形濡數，便秘溺黃，食難下咽。此係風温久戀，肺氣先傷，傷則燥氣加臨，不勝其任，喉間作痹矣，理之不易也，仿其閉塞。一

竹葉石膏湯 去參 粳米 加生地 知母 元參 荊芥 石菖蒲

十三

喉間之痒已得前方而減。近來更劇。亮係陰虧邪戀。速爲静養并戒肥鮮。以冀漸轉。否則成勞。豈不畏哉。二

黄芪　北沙參　羚羊角　桑皮　花粉

甘草　西洋參　川貝母　地骨皮　蘆根

咳嗽不已。更爲浮腫。溺短氣急。卧不着枕。嗌乾脉沉。加以月事不來。此係營分先虛。風寒深感。犯肺及脾也。防喘。

葶藶子　降香　去朴 蘇葉　加牡蠣　洋沉　杏仁　防己　五加皮

病從兩腿而起。延及胸腹脇背部分。俯則稍平。仰則更甚。之

致欲閉戶牖而處，大便堅結，其形如栗，色萎舌青，脈象微濇。此係陽氣內虛，濁飲上潛，又挾瘀血痺阻也。溫通法中佐以調氣之品。

附桂八味丸　柏仁　歸鬚　牛膝　九香蟲

兩閱矣而不愈，胎未離經，緣悲慟過甚，正氣受傷，急宜安神理氣，以解其傷。若再被所感，更難為計也。

參花　神曲　歸芩　砂仁殼　合歡花

脾虛則隱癖易脹。

香砂六君加　歸芍　盤牡

曲

痞为湿熱，熱因泻而遏減，湿因泻而結甚，一身浮腫，二便失調也。

五苓　五皮

曹氏純墨

鍾孝存先生方案上卷

唐桐伯錄
俞壽田抄

胃陽不足。脾虛不運。脘痛得噫噯後。氣乃通。顯然虛而不通之象。

歸身　肉桂　新絳　甘杞　陳皮　茯苓

極虛之處。便是容邪之地。風寒初感。為四肢煩重。神呆語蹇。蓋神藏於臟而通於竅。竅病則神窒於內。機竅不靈也。

侯氏黑散

一

營衛生成於水穀，水穀轉輸於脾胃，中虛營衛不和，心悸腹痛，四肢痠疼，手足煩熱，咽乾口燥，裡急夢遺，擬以建立中氣，使中氣立，營衛得和，而痛可自愈矣。

小建中湯

久虛不復，脊痛少腹拘急，小便不利。

腎氣湯　杜仲

人寤則魂寓於目，寐則魂藏於肝，肝虛則魂不藏，魂既不歸容，心有濁痰燥火乘間而襲其舍，故煩躁不眠矣，當以補肝

清熱行氣滌痰主之以求肝之治而宅其魂也

酸棗仁湯合溫胆

肺中寒飲上入喉間為呼吸之氣所激咳嗽氣逆喉中水鷄声擬以辛散降逆安中袪飲一法

射干麻黃湯　白芍　杏仁　甘草

胃中津涸乾枯虛火上炎欬逆咽喉不利

金匱麥门冬湯　霍斛　白石英

二

欬而胸滿無寒脉數咽乾不渴吐出腥穢乃風熱壅痹

也咳成肺癰

豆卷　桑叶　牛蒡　吉梗　川貝　杏仁　甘艸

外邪內飲填塞肺中欬逆喘脹脈浮且大氣壅使然

豆卷　芦根　半夏　陳皮　甘艸　只壳　茯苓　姜皮

營陰內虧心無所養營氣不行心悸汗出欬嗽漾漾欲嘔脈

來弦數擬以滋陰益肺通和營衛一法

炙甘草湯

少陰之氣虧於下虛火上騰於上入暮咽哽浮腫牙痛擬京

經旨云病在上取之下法當壯水主之以制陽光 七

金水六君　句〻　甘菊　川斛　料皮

咽痛止而牙疼未平究屬少陰之虛肝胃火盛所致 八

金水六君去朴　句〻　霍斛　杏仁　知母　淮膝　人中白

素寒飲聚阻遏清陽還飲停積厥濁上干脘痛復作得

吐乃適穀食少納脈象虛弦先擬通陽徹飲和中降逆一法 一

苓桂朮甘湯　合二陳去朴　肝着　淡〻姜渣

日晡陽衰脘中作痛究屬中虛不運厥濁不宣故也

三

仍特立中通陽和陰泄濁一法〻

歸芍六君合吳萸理中 麦芽

胃脘痛氣粗欬嗆寸口脈沉遲關上小緊此是胃痺也

桂枝括蔞薤白白酒湯 二陳 杏仁

寒濕阻於太陽氣滯于厥陰腹〻痛久延時作時止舌白脈小當

以溫藥通之〻

肝着 桂芍 吳萸 陳皮 杜仲 茯苓 麦芽

痛勢已可脈小亦起再擬溫通漸次圖功〻

烏龍丸　桂歸　旋覆花　茯苓　柏子仁　麥芽

脈症俱可當以溫補漸次圖功三

六君子湯　桂歸　杞子　杜仲　柏子　沙苑　麥芽

腦後畏風少腹作冷乃督脈為病厥濁難孕也章而脈症兼

前俱可議云他慮唯宜峻補以冀恢復。

斑龍丸　白芍　沙苑　杜仲　半夏　補骨脂

操勞過度脾胃氣營自偏濕痰內勝厥濁橫逆上升則嘔吐

下行則腹痛當以立中通陽泄濁理痰一法一

四

理中合二陳　烏龍　旋覆花　麥芽

中陽难復厥濁难以遽平脈形稍起再以立中通陽和營一法冀其漸入佳境二

理中合歸芍六君　杜仲　益智仁

胃陽得振穀食知味脈亦自起乃佳兆也惟脾腎氣營难復溺頻便溏撥繆以法冀其獲効三

脾腎双補丸

諸恙較前俱可診脈亦現平和惟神倦乏力動輒氣粗是脾

腎病者難以急復也仍擬補攝漸入佳境。

四君子　當歸　五味　乾姜　半夏　杞子　紫石英　熟地

吐血復發勢甚洶湧火升耳鳴舌黃脈左細弦右大而數是少陰之虧肝陽挾胃之有蘊熱也（難化）恐其暴溢

玉女煎　合二母　二至　炙草炭　石決明　真菜

誦讀勞神心腎自傷火氣上逆加以伏熱蘊於陽明陽明為多氣多血之鄉是以陡然吐血之色鮮紅勢甚洶湧今雖得定血去氣傷穀食少納入夜少寐欬嗽痰不易出而且

五

皆腫大便不實脈細弦者擬先培補脾胃一法以後天資生總賴
得穀則昌之象

麥门冬湯　白芍　苡仁　海蛤殼

少陰之脈循喉嚨系舌本故不能言神識似呆脈象細弦頭暈
耳鳴都由陰氣下虧肝陽上盛也理之不易

金水六君子　石決明　龜遂　紫石英　遠志　穞豆衣

秋燥凌肺失於清肅遂致咯血之定而喘未平延今不已下
午為劇並有夢泄脈細弦者是肺腎陰傷火氣上逆也恐其

淹纏之症擬從金水同治

熟地　北沙參　二母　牡蠣　燕窩

阿膠　麥冬　丹皮　茯神　蛤殼

肝邪犯胃痰氣痺阻脘中痛嘔吐酸水面黃脉沉弦當以

苦辛泄降

左金丸　二陳去草　香附　麥芽

陽明為多氣多血海陽明為熱甚都由醇飲厚肥炙煿

適用以致熱壅火府逆於經絡濕熱不宣齒齦腫痛矣法當

六

清胃涼血升清降濁以火鬱發之之義

清胃散

中下兩焦氣弱水飲入胃脾不能輸歸于肺肺不能通調水道以致水飲停積心胸滿悶不能食嘔吐痰水口不渴目眩心悸乃水凌心也

六君湯　見

氣從少腹上衝至咽胸腹痛寒熱往來時作時止皆因驚恐得之

奔豚湯　加生薑

惡風一身悉腫脈浮不渴無大熱自汗，蓋由脾胃營衛不和風寒乘隙變阻於肺胃之有蘊熱壅塞其隧道而不通於表裏也當以甘熱甘寒化之

大青龍湯　去桂　加夏

風寒濕邪在太陽陽明之界不能通達身熱無汗氣沖胸悶面赤頭搖項背强不得語小便少欲作剛痙極宜解汗和裡

葛根湯　合麻黃湯

七

風與濕相搏流入關節身疼極重脈浮濡擬開鬼门

麻黄湯　白朮

心移寒於肺傳為肺消皆相火傷肺則身熱汗出口渴熱氣入則皮膚緩玄府開則洒然寒乃表裡熱熾肺胃涸之象也

擬清熱生津法

人參白虎湯

中氣不足健運失司濕熱上蒸陰氣被灼默默欲眠目不得閉裹熱亂嘔穀不化腹鳴心煩脘痞自利擬瀉心法

黃連瀉心湯　人參　陳皮　茯苓

素有腳氣肝氣不時舉發近日氣塞發嘔似厥欲不寐少進體倦甚腹中脹痛舌白脈濡弦滑乃肝胃下虛發暈痺阻不宣也法當三補三瀉兼以溫通疏肝

六味地黃湯　二陳　桂木　竹瀝　枳柳汁

氣自臍下直沖於胸膈間呃忒者不在胃矣乃陰虛於下內伏陰火逼其相火沖于胃為呃也煩躁甚者云根之火散亂為熱水極反似火陰症頗似陽也急溫其下全其陽

八

因火降呃噦即止為幸

二陳 人參 川附 吳萸 乳香 沉香 白芍 丁香

淋濁兼旬勞掙點滴汗出莖中痛澀利少致舌白尖紅

脈象細數

六味合大補陰丸 血珀屑 人參 人中白

經閉半載腹膨且痛鼻衄頻發勞甚洶湧甚致厥逆

四物湯合 柏子仁丸 大黃

濕熱旬餘左關弦數腹時痛便圊青肛門熱痛

黄連阿膠合白頭翁湯

时直夜令努力勞偏陰虚吐血一升面色皎白脉大而数

气血並脫之候也

人参固本丸　二至　龍齒　牡蠣

產後陰虚痰飲上泛

金水六君煎

病後胃虚三焦因之失職陽无所歸而不升陰无所納而不

降是以濁邪留滯伏飲為逆心下痞鞕噫气不除　擬仲聖法

九

旋覆代赭湯

欬嗽痰多嘔噦穀少心悸嗽促此肺痿也擬外臺法益肺氣之虛潤肺金之燥使津液通調則肺氣轉輸濁沫以漸而化矣

炙甘草湯

上中二焦氣弱水飲入胃脾不能輸歸於肺肺不能通調水道以致停積痰水凌心下心悸嘔吐胸悶不食氣逆欬痰脈弦擬外臺法

外臺茯苓飲

濕熱病後目瞑則驚惕徹夕無寐此乃餘邪留於胆中膽為清淨之府藏而不瀉是以病去而留之邪不去寐則陽氣行陰胆熱則擾肝魂不寧也

溫胆湯　姜汁　棗仁　郁李仁

陰虛之體咽痛年升一年陽虛之便溏日降一日

生脈散　鹿茸　二神

十

濕痰挾風風為木之氣風動則木強而乘入陽明之絡則

口噤竄入太陰之經則拘攣身熱汗之不解當以熄風滲濕宣通脈絡

秦艽　桑枝　茯苓　絲瓜絡　地龍

威靈仙　陳皮　滑石　海風藤

濕熱初犯陽明之表汗出惡寒發熱身重關節疼痛舌白脈緩宜以辛涼開洩

豆卷　藿佩　茅根皮　苓皮　杏滑　青蒿　通草

濕熱挾滯蘊結陽明身熱舌灰黑神識時糊笑妄便秘

脈沉實深盡其極津乾將成濁疫蒙閉心包也急宜散

無形之濕熱

涼膈散

寒入營中與衛相搏邪正交併繞臍腹痛自汗肢冷脈

弦緊此寒疝也當以溫藥通之

附桂　萸薑　當歸　川楝　麥芽

壯熱煩渴舌紅中焦上為胸悶下挾熱利斑疹見而未暢

發之痙厥乃濕熱充斥表裡三焦也擬清陽明之熱救陽

十一

明之液盡胃液不存而致驟變耳

麻稻　生地　玄參　金斛　菖蒲　銀花　薔薇露

胃陽虛中氣失宰胆中無費宣之用六府無灑陳之功故
穀少無味腹瀉脈弱擬以溫理中陽以穀食入於陰長氣
於陽上輸華蓋下行洲都五藏六府皆以受氣矣

理中湯　益智仁　茯苓　陳皮

下焦濁陰之氣不特歸于陰部而且逆於陽位中無隄防
腹鳴切痛胸脇逆滿嘔吐舌白脈弦當以培土降逆輔

陽驅陰
姜附　苓朴　半夏　柏子仁　粳米
身热七日口不渴不語神迷進辛香少效是濕热内欝
寒邪外來太陰陽明之邪不達反走肝胆受之也
紫菀　苓連　歸芎　杏防　山甲　䗪虫
血者之体風寒中於血脉陡然四肢厥冷脉细如無急宜
當歸四逆以苦助之以酸收之以甘緩之
當歸四逆湯　生姜　吴萸　來服子
十二

風溫鬱勃肺胃身熱七日微汗不解頭痛胸悶面發癮疹

舌苔滑膩脉浮而緩擬以辛涼宣泄

保和丸　防風　羌活　牛蒡　杏仁　枳殼

豆豉　荊芥　蟬衣　赤芍　桔梗　香薷

魄汗未盡形弱而氣爍穴俞以閉發為風瘧蓋由冬不藏

精感受風溫阻于少陽之所為患也

桂枝白虎湯

沉寒痼冷濕鬱生蟲積於腸間聚則為痛痛經半載有餘

氣營有傷肝脾不調面黃肌瘦舌白脈細弦理之非易

芍朮　烏梅丸　茯苓　青皮　榧子肉　使君子　蕪荑

心主血肝藏血脾統血痺血停滯三經受病心腹疼痛寒甚頭暈身困都由寒凝不消散氣滯不流行也

蒲黃　五靈脂　歸芍　炮薑　甘草　柏仁　藕節

胃強脾弱約束津液不得四布但輸膀胱小便多而大便難以金衰則土受邪脾不轉輸肺傳受化耳擬滋陰降火金行清化脾土健旺津液得潤便自行矣

十三

二麻仁丸　生地　當歸

三焦者決瀆之官水道出也水溢高源相火溢于肺〻而欬喘胷

四肢俱皆腫少腹不急當以開肺培土

麦冬　粳米　桑皮　陈皮　杏貝　通艸

頏顙不開氣上不下會厭不能揜其氣嗽故水米從鼻中出

六君　桑皮　沉香　辛荑　米仁

瘧後血虚風邪乘隙易感身大惡寒面赤口噤頸項筋

筋强背反張脈伏堅擬以養血為主佐驅外風兼熄內風

歸身　荊防　白芍　炮姜　全蠍　殭蠶

久耽書癖昕夕窮神形瘦夢泄殺少盜汗氣痹欬嗽吐
血多年不已脈大而數損之極矣屢投滋陰潛陽少效乃
血脫氣偏也法以進峻之氣陰病可向愈矣

人參　桂枝　杞子　五味　牛膝　袁志
熟地　甘草　杜仲　茯苓　當歸

腎熱耳聾心寄竅於耳耳之流膿血去水擬治腎內之陰
以外之陽並清濕熱以清淨精神之氣上達空竅而聽斯聰矣
南

生地　麥冬　牡蠣　磁石　於朮　棗仁　茯神　蔥白

素盛今瘦水走腸間瀝瀝有聲謂之痰飲流入於胃胸膈脅悶

咳痰背寒舌白脈弦滑恐增喘逆

麻黃湯　二陳　白芍　桑皮　萊菔子　蛤殼

脾肺腎三藏皆病蓋水為至陰故其本在腎水化於氣故其標在

肺水惟畏土制在脾肺虛氣不化精而化水脾虛土不制水而

水泛腎虛則水無所主而妄行肌肉浮腫氣粗疾甚小溲短

少脈小弱病標及肺脾本歸於腎腎者胃之關也關門不利

聚水不能出也法當峻補命門使氣復其元則五藏皆安矣

金匱腎氣湯

飲食稍加咳久不已左脇不舒脈細弦數按歸肺腎陰傷肝火挾痰上升氣逆不降故也病機頗深理之非易

放胖海參　麥冬　燕窩屑　貝　款冬　石斛

北沙參　玉竹　白芍　甘草　淮麥

痰涎喘逆喘甚不得臥下心悸足浮脈細弦滑據屬肺腎陰虧氣不上餒痰飲不肯盡逐乎也老年恐增喘汗弊

金水六君煎 去术 觀音應夢散 姜桂 五味 杞子 旋復
幼稚哮喘由外來風寒必傷肺治因過食甘膩必當理胃久延
不已蔓延在腎擬以培土運痰土旺則肺氣充此壯水以益腎
子母相生病可向愈矣
朝服六味 紫石英 牛膝 桃肉 晚服六君 五味 雪羹
脾腎双補不應氣逆且浮下下痢久而不已口鼻孔燥並有白濁
痰中挾水舌白脈小弦無力擬屬高年年病久之年衰難復病深藥
淺難以奏効仍擬立中為主

四君子湯　乾姜　五味　桂枝　棗仁　益智仁　藕節炭　半夏

痢久暑濕飲食亦可舌白略化脉弦亦平是屬久痢之象老年氣營雖復久而不已深恐所宜仍擬前法以冀應手　二

理中合四君　肉桂　吳萸　五味　棗仁　益智仁　歸身　半夏

上為氣升下則便溏形脉俱弱中虛無疑仍擬建中　三

附子理中合六君子湯　茯苓　益智　五味

諸恙稍可許脉亦現起色按之依然少力氣粗不細而足皆腫指屬中下陽微氣不歸根故也慮見喘汗之變　四

十六

附子理中合六君　肉果　胡巴　蛤蚧　五味　杞子　菟絲子

便溏已可，氣粗不止，舌白已化，脈象略起，按之少力，究屬中下陽微，氣不歸元所致，仍宗前議，參入攝下之品，冀其有得兮

附子理中　熟地　蛤蚧　五味　霞天曲　益智　山藥　淮麥　鹿茸

陽明脈衰，不能束筋骨而利機關，左指不用，匝月不已；不能為胃行津液，日以益衰，云氣以生，不知飢，不能寐，亦屬胃不和也。擬宗古人法，治痿獨取陽明，是一道也

指迷茯苓丸　首烏　參苓　鮮石斛　橘絡　知母　橘葉　花粉　芍藥　桑寄生　白蔴骨子　金毛脊　[illegible]（二味和入丸料）

行痺久延遊走不一時緩時甚兼有肛痔下血脈象細弱是肝脾腎三陰之虧氣分亦餒不能灌溉經脈也惟擬補攝主之但王道無近功耳

參鬚　當歸　牛膝　杞子　川斷　柏仁　萆薢
熟地　木瓜　虎脛骨　沙苑子　桑寄生　茯神

痺痛無毀無譽土旺節交便血舊恙復發脈象細弦而數究屬藏氣失司溼熱粘著不化也且擬歸脾然後攝納之

參苓　歸身　貝陳　斷仲　淮麥　刺蝟皮　棗仁　南棗

十七

肝主筋腎主骨肝腎精血內虧無以灌溉經脈脾主濕勝便血雖止神倦疲怠遍體骨脊煩疼舌苔根黃脈象細弱仍擬前法以冀恢復。

人參　歸身　枸杞　川斷　牛膝　棗仁　絲瓜絡

熟地　白芍　沙苑　杜仲　虎脛骨　米仁　萆薢

用炙鹿筋一支　炙牛筋一支　豬脊筋去衣膜二條　煎湯代水

吐血復發勢甚涌溢咳嗆脈細弦數是乃陰虧木火犯胃沖肺故也急宜存陰清降以冀即止為善

細生地 二錢 牛膝 黑梔 杏仁 川貝

茅柴根 二母 決明 人中白 冬瓜子

痰血溢咯，趁咯溢氣逆，逆由下虛，虛則根氣不立也。視舌略生白苔，診脉弦數，數之緩，按之少神，主治之法不出乎納氣歸元之範圍耳

熟地 沙參 坎炁 白芍 淮麥 牛膝 藕節炭

阿膠 麥冬 牡蠣 甘草 紅棗 茯苓

肺藏魄，肝藏魂，人卧則血歸於肝，肝者罷極之本，魂之居也

陽氣者煩勞則張精絕故罷肺傷煩勞精絕是以晝煩不得臥已兩月矣勞極火發於腎上行至肺則衛不合擬以壯水為主水旺金清而魄自寧斯神凝魂藏而魄自靜矣

人參　生地　棗仁　茯神　歸身　芎藭　知母　麥冬

勞傷之症未有不瘀血者也瘀之日久則蒸為熱熱涸其液則乾枯於經絡之間愈乾愈熱愈熱愈乾則新血皆損是以甲錯目黯矣擬以血主濡之堅者削之佐以甘緩酸收鹹苦之品

生地　大黃　水蛭　蠐螬　乾漆　茯苓

黄芩　桃仁　虻虫　䗪虫　杏仁

心腎不交則五藏齊損陰虛而陽無所附火炎上僭陽盛則陽絡傷故血上溢也擬四生丸以安堵五藏則水火不相射陰平陽秘而血歸經矣

四生丸　二錢　二兩

十九

陰虛之體耐冬不耐夏每交夏令心中煩熱由來已久去秋伏邪晚發寒成瘧延今不已舌黃脈細弦滑氣陰有傷瘧恐留患理之非易

十味溫膽合半貝　地用砂仁炙炭　參用秋石炙

操勞嗜飲中氣自虛脈氣夾濕痰上升犯胃左半胸脇痛至中

矣益甚腹中漉漉有聲脉象細弦當以溫脾宣肝

烏龍丸　旋覆花湯　桂木　麦芽

操勞過度心肝脾三陰皆虧濕痰易生晨朝嘔吐涎沫入暮兩目乾濇脉左細弦右大而耎耎主治之法不出乎歸脾範圍

六君子湯　薏仁　烏　淮麦　紅棗　扁衣　朝服歸脾丸

雞鳴至平旦天之陰陰中之陽也因陽氣當至而不至虛邪得以留而不去故值瀉於黎明皆由命门之火不能中宮腐熟水穀藏寒寒在腎誰復司其閉藏木氣纔萌不疎泄而亦疏洩雖

是木郁克土宜腎之脾胃俱虛故穀少難運脈細小矣擬以脾腎雙補佐以酸收辛散

四神丸　人參　陳皮　山藥　茯苓　砂仁

人之一身胃氣為本氣旺則五藏受蔭茲以病久不愈胃氣受傷神倦無力穀少作酸脈來細弱法當扶正為主以正旺則病可自愈矣

理中合二陳

痢積滯下謂有滯必先腹痛而載不已都由飲食失宜耶

滯逗遛腸胃正氣有傷也恐其淹成休息

駐車丸　白芍　煨歸　木香　神曲　炒黃沙糖

黨參　茯苓　炒升麻　青皮　查炭

三瘧之下三陰〻傷未復伏邪未清隨即連熱旬日而解〻後氣降益衰瘧熱留戀邪自上胞生核下有狐疝脈象細弦都由思慮傷脾抑鬱傷肝〻脾腎三經皆病也理之非易

參苓　歸芍　首烏　川貝　苡仁　橘核　橄欖核　朝服安腎丸

痢勢已定而腹間有塊作痛攻逆痛勢頗劇舌黃脈濡弦乃

寒濕氣滯於厥陰也老年病後見此增劇靈波

吴茱萸湯合小建中湯 去飴糖 甘草 加小青皮 小茴香 茯苓

伏邪為痢痢勢頗劇雖得即止邪恋未徹氣陷有傷肛痔復作大便有血而耳失聰脈象濡細理之非易

駐車丸 白芍 刺蝟皮 槐根皮 白木耳 陳廩米代水

黨參 茯苓 地榆炭 陳皮 乾荷蒂

敗精流莖淋濁半載不止遇勞則甚脈細弦此都由心腎不交肝火濕熱鬱結致也理之非易先擬王荊公法

生

妙香散去桔梗麝 加黑珀屑 龍齒 丹皮 石斛稻鬚代水

精滑已可頭暈時作脈細弦數按病少陰之虧年事亦餒肝陽易於升逆也擬補陰益氣佐以和陽

生地 山藥 丹皮 棗仁 石斛 淮麥

黨參 牡蠣 白芍 遠志 茯神

痰亦為病夏生氣喘脘下有塊如杠去來靡定心悸眩暈頻吐痰涎由來已久穀食不多脈形細弦而中下兩焦濕飲停積故也擬金水六君合苓桂法

參朮六君合外臺茯苓飲　加竹瀝

晨朝嘔吐清水者屬胃虛補納之中佐以降氣之品

人參　吳萸　半夏　枸杞　紫石英　紅棗

熟地　乾薑　茯苓　杜仲　胡蘆巴

懷麟六月脾胃司胎腹脹且痛大便不實欬嗽痰白脈細弦滑

當以培補脾胃佐以安胎為主

子芩　蘇梗　吳萸　川貝　白芍　陽春砂仁

白朮　腹皮　陳皮　茯苓　紋銀

廿二

伏邪为瘧甫三作傳为身熱而發白退之後神倦納少咳嗽
腹膨經阻四月金降被戕邪恋未徹理之非易易

蘇梗　只壳　杏仁　条芩　青蒿　白芍　穀芽
陈皮　腹皮　川貝　川斛　茯苓　絡銀

邪趁肺胃達泄肺与大腸表裡相应上为欬嗽下行腹痛便痢
經阻四月大非所宜當以兼顧治之

蘇梗　川連　条芩　陈皮　川貝　桑白皮　穀芽
茯苓　木香　只壳　腹皮　桔梗　車前子

胃中素蓄氣上逆夾痰聲阻胸脘不舒穀食少納欬嗽脈象小弦而弱唯宜補中降逆主之

黨參　旋覆花　半夏　杏仁　生姜

茯苓　淮杏仁　白石英　赤芍　紅棗

產後病愈右脇結塊日以益大近加三瘧牙衄頻發頸項生瘰脈細弦長都由藏陰之虧肝脾不調所致理之非易

理陰煎　金鈴肉　牡蠣　白芍　川貝　茯神　紅棗

欬經三載痰多穀少動感氣粗是肺胃陰傷陽升飲泛故也

金水六君煎　旋覆花　杏仁　牛膝　銀杏　米仁　代水

傳經乃通，通而不竭，腹痛，氣升欬嗽，所在當以祛瘀生新法入活通

丹參　當歸　茺蔚子　萆薢　冬瓜子　稻鬚煎湯代水

茯苓　澤蘭　川貝　米仁　桃仁

衝任督帶，六一不盡，肝脾之氣不調，經淋之下，帶下頻多，尾閭之上，痠痛，腰腹收引，脈象細弦而弱，形寒轟熱，曾有鼻衄，理之非易，唯宜固攝主之，以冀恢復。

兩儀 龜版 枸杞 棗仁 川斛 茜艸 烏鲗骨 陳皮
茯神 鹿角 牡蠣 白芍 杜仲 白薇 製香附 甘艸

停經三月而下，下紅且久，腹痛腰痠，脈象弦，是衝氣虛不能約制經脈，肝脾不調故也，恐其暴崩。

黨參 歸身炭 棗仁 牡蠣 杜仲 陳皮 川石斛
熟地 白芍 茯苓 紫石英 製香附 料豆衣 穀芽 柴

半產後陰傷未復，肝氣橫逆，脘痛時發，欬嗆音閃，脈細弦，當以養陰和胃，佐入平肝。

苗

肝着 化肝 去丹梔澤 熟地 茯苓 川斛 稻鬚 代水

氣陰兩虛陽升欲厥氣粗頭暈胸脘跳躍脈細弦而空為其舊恙復作恰值土旺節交當以二至並補之

熟地 麥冬 二至 牡蠣 川石斛

黨參 川貝 陳貢棗 茯神 淮小麥

又 陰虧肝陽夾痰化風為暈厥由來已久不時舉發偶涉煩勞近加卒然昏迷暈跌片時而蘇蘇後神呆頭痛脈象細弦而長擬仿十味溫胆法以和之

十味温胆湯去只實　地用鮮生地　参用孩兒参　加川連　炒棗仁　陈胆星　小麦　石决明　白芍

胎前伏邪寒熱々迫動胎未足月而產々後陰虛瘀濁因虛留阻邪亦留惡不徹寒熱交作腹塊攻逆腰痠帶多脈象芤弦蓐恐垂成治難奏効

丹参　歸身　金鈴　白薇　桃仁

茯苓　白芍　牡蠣　香附　淮小麦

肝病久延氣營皆虛厥濁上干痰氣痺阻脘中痛時緩時甚嘔吐酸水舌白膩濁脈象沉弦當以立中通陽和營

並

洩濁善後之法須培下焦

党參　半夏　歸身　吳萸　麦芽

茯苓　干姜　白芍桂枝　旋覆花　朝服歸脾丸

肺腎陰傷火氣上逆欬久不已痰中帶血逢節而發胸脘作

脹穀食少納脉象細弦大非所宜

金匱麦门冬合溫胆湯去草　白芍　金鈴　牡蛎　十大功勞

肺主出氣腎主納氣出納失權肝邪升逆咳嗽痰不易出胷

悶氣粗兩脚有塊色紫脉濡弦滑先擬降逆理痰兼以摂下

蘇子降氣湯 去朴 加腹皮 旋覆花

朝服 金水六君丸

艱產八脉絡偏虧統失司經淋兼崩腹〻痛脉見弦恐其下多致脫斷〻不敢忽視

熟地 天冬 歸身炭 棗仁 茯苓 紫石英 黄牛角腮

黨參 白朮 炮姜炭 白芍 淮麦 牡蛎 歸脾丸

經淋已止脉亦見和惟有鼻衄並作片刻乃解唇燥舌碎搓痛

陰本偏虧而難復餘火有所未淨也仍宗前議漸次圖功

參地 苓榆 神牡 丹芍 天冬 女貞 淮麦 棗仁 歸脾丸

廿六

肝腎陰虧，無以灌溉經脉，左半肩臂痠楚，經事一月兩至，寒熱交作，穀少，脉細弦，惟擬培補為主。

首烏屯　黨參　棗仁　白芍　淮麥　茯神　橘貝　鈎藤　萆薢

風者百病之長也，又云風者善行而數變，陰虛火旺，火盛生風，痰隨氣升，故陡然神昏，片時而甦，右半拘攣，腰痛語謇，脉浮而緊，舌白，宜小續命湯加減。

參朮　芎芍　桂防　橘半　防己　茯苓　竹瀝

風邪上受，濕熱內蘊，津液少存，營衛不利，身熱，項強連背

几几脉象沉遲此痙症也

　　栝蔞桂枝湯

土受寒侵木乃乘之寒侵肌肉衛氣相爭面青體痛嗽亦痛者氣相應也

　升麻　鱉甲　歸身　桑葉　秦艽　杏吉

寒邪凝結內熱不得外達以致胃痞氣粗而冲饑不欲食食入即吐心煩肢寒脉浮緊擬酸苦涌泄一法

　瓜蒂　赤小豆　為散　淡豉湯送下

廿七

下痢厥逆乾嘔煩躁脉微

白通湯　人尿　猪胆汁

風寒上感頭痛惡寒無汗鼻乾不寐脉微洪是陽明太陽

合病漸將化热矣

選奇湯　柴胡　葛根　羌活　防風

濕傷脾胃失調下注小腸由從溺竅而出糞溏完穀不可温補

黄柏　槐米　猪苓　茯苓　澤瀉　萆薢

鍾氏方案卷終

薛雪生白醫案

骨小肉脆空如松柏之姿脉弱經停以現虛勞之候先天既弱而水虧壯火復熾而金爍歲氣一週一損豈容再損秋風乍厲已傷難免重傷證俱如前藥惟補北非敢說夢聊以解嘲

生地　沙參　麥冬　金斛　鱉甲　地骨皮

腎厥由背脊而升發時手足逆冷口吐涎沫喉如刀刺蓋足少陰經脈上循喉嚨挾舌本濁飲自下犯上必循經

而至儆許學士椒附湯通陽以泄濁

附子　乾姜　川椒　胡蘆巴　半夏　茯苓　姜汁泛丸

氣鬱單脹中空無物卧則氣塞濁飲上冲漸有不得安卧之象問其起病之由多至勞怒動肝為肝木鬱傷脾土脾失健運氣阻成脹延及百日正氣愈虛濁更堅凝逆走攻肺上咳氣逆欲喘脘中蘊熱咳出膿血病固在肝脾今已侵及肺部丹溪曰養金制木脾無賊邪之害滋水制火肺得清化之權目下至要務在順氣胸中開爽寢食不廢

便可從容論治不然春分節近更屬難調矣先用宣通上焦法

蔻殼　杏朴　桑皮　豉梔　姜皮　腹皮　赤苓皮

診脈小而弱經阻四月脈不見滑象未可即以娠斷但體質素虛之人往往脈形有不見滑利者以氣血不充故也治法不妨為子莫執中之說則於本體有益無損可無時重時輕之弊

藿梗汁　歸身　陳皮　砂仁　金柑皮　炒鍋巴

經行速而為日多久衝不攝也寒熱蒸而腹中痛營氣虛也痛關八脈陽維督脈衝任皆及也法以調奇經為主使河津漸充

二

流於經脈病可漸愈矣

熟地　杞子　羊尾骨　沙苑子　白薇

阿膠　杜仲　魚吐灰　海螵蛸　艾炭

痛止而經事猶行應止不止衝脈不摂直兼調之

膠地　杞仲　蛸薇　牛角腮　丹皮炭

的係肺邪壅閉肺絡咳喘氣粗聲音不揚甚則抬肩鼻煽舌白不渴裡熱不盛可知是以苦泄淡滲動而未動者必佐辛宣通洩達邪冀速奏績也

紫菀 杏仁 鬱金 薏仁 川貝 竹葉 芦根 連翹

暑病熇熱下利昏狂讝語五旬日而陡然口瘖目閉手足顫掉是熱邪內陷心包肝陰告絕矣危險何辭原翁芳香開絡亦背城借一之計佐以清滋熄風以冀弋獲

羚羊角 鉤鉤 鮮蓮子 稻葉 川貝 麥冬 至寶丹

病情如昨勢不可緩勉擬以冀萬一

大黃 玄明粉 淡芩 黑山梔 薄荷 連翹 甘草

三

前病暑去濕存今又濕復暑招煩熱一候神煩少寐脈如

右大香江口乳陽明不和濕結化熱矣

竹葉　石膏　麥冬　半夏　粳米　甘草

薛案

繆遵義宜亭醫案

左脇掣痛筋脈不舒絡虚氣攻所致

旋覆花湯　當歸　蘇梗汁　沉香汁

食入吐因於不運抑亦由肝也姑与消補方

香砂只實　鷄金　歸身　陳皮　茯苓　麥芽　紅粬　炒芝麻

陰寒凝聚成瘕上攻為痛右脈虚軟即真陽式微之徵如辛温通陽勿効也

附子　吴萸　炮姜　藁　歸身　半夏　茯苓　甘草

一

頷額著寒則嚏清涕隨流咳甚五心煩熱此衛陽虛而肝
火熾也仿東垣法應之
黃芪　桂枝　甘草　川連　地骨皮　元參　藿梗汁
防風　細地　石決明　花粉　丹皮　川斛
胃脘作痛腸風下血悉屬痰飲為患故嘔出始快其下血亦濕
傷脾絡所致
熟地　茅朮　金鈴　沉香　半夏　茯苓　炒防風　炒木耳
手足指癢肝乘脾虛而風動以脾主四肢故也

桑葉　川斛　木瓜　於朮　半夏　料衣

丹皮　菊花　石決　茯苓　橘紅

氣升嘔逆此屬下焦根本不固急宜填補

貞元飲　紫石英　桂枝　吴萸　甘杞　牛膝　炒蔥豆餅

食物易噎噎則喜嘔昔張鷄峰謂之神思間病直以怡情適志為主

蘊梗汁　橄欖汁　鷄穀袋　牛嚙草　橘紅　茯苓

二

凡當臍動氣臍腹結瘕肌肉潤動暈眩蓋明昔賢都主下

宜精血之損二氣不得攝納則真亂風火如混蒙之象泄氣溫燥攻痛是虛其虛也溫養有情之屬為宜

紫河車　當歸身　菽卷　小茴炙　胡肉

肉蓯蓉　紫石英　柏子仁　川柏　青鹽少許

繆案

香巖葉桂天士醫案

暑為時邪病經二十日諸症具備何必問途於蹇足既承觸暑相招勉爾揮汗撰方

川連　淡芩　生姜　半夏　茯苓　甘草

病更節後醫歷多人朝張言為暮李論寒臟腑各有受盛運氣各有翕闢聊爾一軀遍嘗補瀉不病亦病矣直守正持法幸勿好大喜功

當歸建中湯

一

清貴之脈類多六陽次則六陰是皆純淳之象今體稟六陽是一徵也息分九候位分三部雖一部之中均察臟腑而左部顯然者心肝腎三藏今寸來空大是心不藏神也関脈消如木無水養也尺未浮大水氣不衛也火以木為体木以水為母先天一氣由是通明故知離中耦畫生陰心氣日欲下交坎中奇畫生陽腎氣日欲上承是即心腎一交也丹訣云水火交永不老者此也無非尋常日用之间心欲寧肝欲和腎欲實庶無恍惚悸動以及肢末不利而四体泰然矣謹疏一方先滋營衛

頤養之法再圖請呈

人參 熟地 棗仁 遠志 歸身 茯神 甘草 李 元參

脈象較前精和血氣平均俱就六陽本於氣外來之氣惟營衛少虛耳但觀庠書傍午是心陰不得不養腎氣不得不藏以供日用之精神以副臨民之至意先配陽藥帶往省中日進一劑培補隨配膏丸相繼憲軀精神自當日臻康泰矣

人參 棗仁 茯苓 歸身 龍眼肉 元參

熟地 杞子 甘草 白芍 胡桃肉

二

尊併本陰虛陽氣併邪獨盛故廿餘日不解蓋陰涸枯不能作汗邪亦不解也連劑養陰之後邪少衰則大汗洩矣雲行雨施品物咸亨之候何其脫耶但弱體久病不解元氣愈虧此邪猶出大汗作亦虧接補闕職不容少懈耳心勢則氣亡而神往切不可憂擾神氣至陽上升至喉至喘

三才丹　首烏　茯神　牡蛎

心陰虛則易汗肝陰虛則火升肺陰虛則多嗽腎陰虛則發熱脾陰虛則便溏非一真陰乎怯病之漸也但知頭痛

醫能为良醫不知覆霜堅氷至君子为其憂危之也

小生地　桂枝　白芍　甘草　麥冬　青蒿　雲苓　大棗

飲食不和者葛稚川肘後方有太陰鬱也有一味治虛第之法少陰厥陰鬱者鹿角散太陰鬱者神麴散今用神麴散

真神六麴　研細炒黃四兩　每食後用開水調服

形神衰弱瘕泄純白而瘧痛痢蝕來嚴重喘瘦升息皇損極今胃虛納減偏內風撼動驚厥立至孰不知因虛受病也

人參　炒粳米　茯神　廣皮　炒荷葉蒂

三

夏痢入冬仍腹痛下積稚年不慎食物腸胃屢滯利

久陰傷身熱夜嗜先与理陰驅腑滯胃

熟地炭　當歸炭　查炭　炮姜　炙草　茯苓　麥芽

葉案

以上所用湯煎選錄

化肝煎 治肝氣鬱逆等症

青皮 陳皮 白芍 川貝各二 黑梔 丹皮 澤瀉各錢半

大補陰丸

生地 龜版 知母 黃柏

肝着湯

秦艽鱉甲散 治風勞地骨柴胡及青蒿當歸知母烏梅合止嗽除蒸斂汗高

逍遥散 用当归芍 柴苓朮草 加姜薄散郁

小續命湯

防风 甘草 附子 桂枝 麻黄 防已 黄芩 杏仁 川芎 人参

蠲痹湯

黄芪 姜防 归芍 甘草 姜黄

玉女煎

石膏 知母 熟地 麦冬 牛夕

理陰煎

當歸 熟地 炙草 肉桂 乾姜

選奇湯 治眉稜骨痛 羌活 防風 黄芩 甘草

括蔞桂枝湯 桂枝湯加括蔞根

金匱麦门冬湯 麦冬 半夏 人參 甘草 大棗 粳米

外臺茯苓飲 茯苓 人參 白朮 枳實 橘皮 生姜

烏龍丸 九氣丹 杜仲 於朮 柏仁 車前子

金匱腎氣丸 附桂八味加 車前 牛膝

觀音應夢散 人參 胡桃肉

黄連阿膠丸 黄連 阿膠 茯苓 加當歸 干姜 名駐車丸

二

白頭翁湯　白頭翁　黄連　黄柏　秦皮

桂枝白虎湯　桂枝　石膏　知母　甘草　粳米

涼膈散　硝黄　芩草　梔子　薄荷

氣水六君並　二陳加歸地

炙甘草湯　人參　姜桂　膠地　麻仁　大棗　一名復脈

奔豚湯　楝連　苓朴　附桂　姜榴　延瀉　丁茴　烏頭　全蝎　巴霜

清胃散　升麻　黄連　當歸　生地　丹皮

陽胆湯　麻黄湯　加黄芩

酸棗仁湯　棗仁　麦冬　川芎　干姜　知母　茯苓　甘草

葦莖湯　葦根　米仁　桃仁　甜瓜瓣

雪羹湯　陈海蜇　大地栗（即荸薺）

候氏黑散　菊防　去朮　歸芎　姜桂　參芩　細辛　白礬　牡蠣

指迷茯苓丸　半夏麵　茯苓　枳殼　風化硝　姜汁捉

三

三家醫案所用湯丸散各方

二賢散 陳皮 甘草

桑螵蛸散 人參 茯神 遠志 菖蒲 龜版 歸身 龍骨 螵蛸

錢氏益黃散 青皮 陳皮 訶子肉 炙草 丁香

豬肚丸 白朮 苦參 牡蠣 豬肚一具 劉松石方

烏鰂骨丸 烏鰂魚骨 雀卵 藘茹 即茜草根 鮑魚湯下

交加散 生地 生薑

小溫中丸 白朮 香附 茯苓 陳皮 半夏 甘草 神曲 苦參 黃連 鍼砂 丹溪

一

海粉丸

蛤粉　瓜蔞　桔梗　杏仁　橘紅　白术　土貝　紫苑　枳實

清六丸

滑石　甘草　紅麯

七香餅

香附各二　丁香皮各二　甘松香八　益智仁各　砂仁二　蓬术二　廣皮二

回生丹

大黑豆三升用水浸取殼用絹袋盛殼同豆煮熟去豆不用將殼晒乾其汁留用　紅花三兩炒黃入好酒四碗煎滚去渣存汁聽用

蒼术三兩河水五碗煎汁三碗聽用　大黃一斤為末　陳米醋九斤

右將大黃末入淨鍋下醋三斤文火熬用長木筯不住手攪之將成膏再加醋三斤熬之又加醋三斤次第加畢然後下黑豆汁三碗次下蒼术汁次下紅花汁熬成大黃膏取入瓦盆盛之大黃鍋焦亦鏟下入後藥同磨

人參兩　熟地　蒼朮　蒲黃一兩　地榆　羌活二　山萸
川芎兩　茯苓　延胡　烏藥兩半　桃仁　五加　三稜二
當歸　香附兩　麻仁　牛夕二　白芍　骨脂　良薑四
木香四　木瓜二　青皮二　白朮二　益母兩　乳香二　沒藥二
馬鞭草四　秋葵子二
右三十味併前黑豆殼共曬乾為細末入石臼內下大黃膏再
下煉熟蜜一斤共打千槌為丸每丸重二錢七分靜室陰
乾二十餘日不可烘曬乾後止重二錢外以蠟作殼護之用時去
蠟殼調服　一方去益母馬鞭秋葵并不用米醋蜜止有八碗

威喜丸
豬苓　茯苓　黃蠟

活絡丹
川草烏　胆星　地龍　乳香　沒藥
二

張子和玉燭散　四物湯加　大黃　芒硝

進退黃連湯　姜汁炒川連錢　炮姜錢　乳拌人參錢　桂枝五　半夏錢　大棗三枚

右進法用本方三味不製水三鍾煎減半溫服

退法桂枝不用黃連減半或加肉桂五分

鷄鳴散　牛蒡子炒香研細臨服加入鷄冠血五匙狀元紅酒少許調勻以炒荊芥三分煎湯送下

木防己湯　防己　石膏　桂枝　人參

下瘀血湯　大黃　桃仁　䗪虫

舒筋湯　歸芎　羌活　白朮　甘草　海桐皮　片姜黃

本事神效散　海石　蛤壳　蟬蜕　為細末用大鯽魚胆七個調服二錢

治中湯　即理中湯加　青皮　陳皮

瓊玉膏　生地　人參　白蜜　茯苓　臞仙加琥珀沉香

繆仲淳脾胃双補丸　人參　蓮肉　山萸　山藥　五味　麥冬　橘紅　砂仁　車前　巴戟　肉蔻　補骨脂　忌羊肉血

阿魏丸　治男婦癖瘕

阿魏　黃芪　只實　青皮　黃芩　茯苓

鱉甲　廣皮　白朮　草菓　當歸　白蔻

延胡　山查　神麯　水泛為丸

又方

阿魏　連翹　胡黃連　山查　青皮　山稜　蓬朮　半夏　陳皮　麥芽

厚朴　萊卜子　甘草

三

家韭子丸　家韭子　蓯蓉　菟絲　當歸　杜仲　肉桂　鹿茸　牛膝　熟地　巴戟　石斛　炮姜

葛可久花蕊石散　花蕊石煅存性研如粉　以童便一盞男加酒少許女加醋少許並溫服

震靈丹　禹糧石　赤石脂　紫石英　代赭石　乳没　硃砂　靈脂

腎氣丸　即六味地黃加附子　桂枝

桃花湯　赤石脂　乾姜　粳米

蔥白丸　熟地　肉桂　青皮　神曲　茯苓　山稜　川芎　白芍　木香　麥芽　川楝　大黃　厚朴　吳萸　當歸　蓬朮　干姜　蔥白搗汁為丸

白鳳丸

巴戟　杜仲　黄芪　五味　石菖蒲
萸肉　遠志　蓯蓉　生地
大棗　杞子　牛夕　[illegible]

白公鷄一只，即將此藥煎湯拌入穀米之內，与鷄食之，数日之後，宰其鷄而去其毛，剖其腹而握其腸，然後再裝藥於腹內。黨參　粳米　甜杏　芡實　蓮肉　扁豆　山藥　茯苓　米仁　以上九味裝入腹內，縫好，用井水八升，砂鍋內炭火慢煮，以酒一斤，待之投入，煮爛其骨，取出炙酥為末，其肉搗爛，和蜜為丸。此丸專治婦人羸弱，血虛肉熱，經水不調，崩漏帶下，骨蒸勞熱，困倦，久不受孕等症。

四

廣東萬病回春丹 錢樹田秘方

川貝 二兩 防風 一兩二 白附子 一兩二 全蝎 一兩二 梅花片 二
竺黃 二兩 羌活 一兩二 蛇含石 二 辰砂 一兩二 麝香 四
胆星 八 天麻 一兩二 殭蠶 一兩二 腰黃 一兩二 牛黃 二
共法製就加甘草 二兩 勾二分 二味 煎膏 和蜜為丸 金箔為衣

玉樞丹

山慈菇 二兩 射香 三 大戟 二 草河車 一 雄黃 一 五倍子 二兩 千金子 一兩

黃連上清丸

黃連 一 元參 一兩 連翹 一兩 黃柏 一兩 桔梗 一 花粉 一兩
菊花 一 川芎 一 大黃 一兩 當歸 一
治三焦積熱目赤咽痛舌苦生瘡

噙化上清丸

薄荷　麥冬　柿霜　訶子　蜜丸
青黛　甘草　黃芩　款冬
烏梅肉　五味子　川貝　海石

金蟾丸

黃連五錢　胡連一兩　陳皮一兩　蕪荑一兩　蘆薈五錢
雷丸五錢　鶴虱一兩　干蟾一兩　蜜丸
治疳積腹脹面黃殺蟲之品

雷公救疫丹

又名丹平萬應散　光緒戊子年夏秋霍亂痧麻腹痛等時疫極盛據云服此方有効故錄之存閱
猪牙皂　雄黃　薄荷　木香　貫眾　防風二錢　半夏二錢
細辛二錢　辰砂二錢　藿香二錢　廣皮二錢　桔梗二錢　白芷一錢　枯礬一錢
生草二錢　右藥或為末或為丸皆可每服一錢開水吞　寒盛稍相薑汁一匙沖服　吹鼻少許亦取嚏　五

玉壺丹

治命門火衰陽事痿絕寒水臌脹却有神効

古吳王晉三先生得異授製法藏之

好硫黄八兩配真蔴油八兩以硫打碎入油內燉爐上炭火宜微勿烈以桑條徐徐調候硫溶足即傾入大水內急換去上面油水其色如金取缸底淨硫稱見若干兩仍配香蔴油若干兩照前火候再溶再傾連前共三轉第四轉用真棉花核油配硫黄若干兩照前火候再溶再傾入大水內換去上面油水其色如絳第五轉用肥皂四兩水中

同煮六时第六转用皂荚四两水中同煮六时拔净煮硫之油捞去其水其色如硫火之紫第七转用爐中炭灰淋滷水煮六时第八转用水豆腐煮六时拔尽皂醎之性第九转用田字草出水荒田中其叶如田字八九月採搗汁和水煮六时臨用研如飛麪

凡净硫一两配炒糯米粉二两或水法或滚搗为丸每服以硫三分为準渐加至一钱止開水過下

六

三家案方

醫方雜要

治肝胃氣單方百發百中屢試屢驗

瓦楞子兩 鍋巴半斤 小茴香二兩 杜紅花兩 共為極細末

水泛為丸 每服二三錢 開水送下

外治秘法 治蟾蜍皮一張用麝香三厘貼臍眼將舊綢扎好以一

周時為度 治急驚天吊痙厥沉迷目竄閉厥等症

觸損上腭流血晝日不已知肌不能納脈細弱此亂血妄行可比 張硯樵許

玉女煎 加 旱蓮草 墨魚膳

治癬良方　鐵綿砂　生礬　石膏　雄黃　共为細末用生姜先擦患處後敷

拔疔散方　斑毛八个去足翅糯米同炒黄去米　乳香不拘　麝香一錢　元參不拘

全蝎不拘洗去頭足　没药不拘　梅片一錢　血竭不拘

共研極細末收儲磁罐蠟封口每重一二錢

誤吞金銀器方　羊脛骨一二研細末和粥食三盌即下

誤食鐵釘方　新剝桑皮研細末飲湯下

誤食銅錢方　胡桃肉一斤　荸薺一斤　共打汁和蜜少許服

誤吞鐵針方　捉活蟾蜍一只剝眼精一对不可破損囫圇吞下

治膨良方　黑大豆三百五十七粒　紅棗廿四個　陳麥柴一百寸　並濃汁早晚代茶飲小便暢利脹自消有人經驗過特錄之以方便此經可去買價廉功省也

治難產仙方　用黃帝硃書　北斗紫英夫人在此八字貼於帳上即生如臨時不生將黃帝揭下再貼產婦背心須刻即下假小兒及胞衣生下速速另備香燭帝主將黃帝焚化送於流水否則過時恐失腸隨下矣切記切記此屢試屢驗值為君危勿輕視也

素體心脾兩虧肝木偏勝厥陰之經抵少腹絡陰器寒襲於絡先是兩腿疼痛繼而上沖少腹癖塊攻逆陣痛每日不止

二

脇氣不行至從云瘀面青汗泄舌苔根白脈形細弦其癖偏

血痰氣痺則肝邪上升氣塞為厥升而不潛但停痰病情

若斯三為患其可再乎案贅前頁備方請改 此案可觀原之備同

砂仁拌田飯糊為丸

上〻肉桂二分　生香附三錢　九香蟲去翅乙　沉香汁三分　鮮佛手一錢

生白芍一錢　生木香五分　小茴香二分　炒只殼一錢　瓦楞子四

旋覆花一錢　橘子絡乙　小青皮乙　淡吳萸四分

膈食病方 直記沙料 專治中滿不食呃逆吐痰帶白沫等症

白茯苓一兩　橘紅一兩　枇杷葉去毛剪碎一兩　蘆根三兩

以上四味入砂鍋中井水先煮熟用新白淨布濾去渣取汁再

同甘蔗汁一飯碗梨汁一茶杯薑汁一酒杯人乳一杯同熬濃加上好白蜜八兩熬成珠後加柿霜三錢收瓷器內每服半杯白滾水冲服早晚吃兩次開關之後以薄粥調養不可早吃飯

牙衄方　黄豆渣敷之立止　內服六味地黄湯去山茱萸

骨槽風　不可服寒涼藥宜陽和湯犀黄丸吹以推車散

陰虛喉癬　用初胎黄牛糞放瓦上煅灰取出用鍾蓋住存性候冷研末用筆管徐徐吹入極効

三

風火喉癬　用秋蝴蝶花根乃即射干也洗淨打爛甜酒並汁啣口中漱三五次吐出再換再漱可以除根

鼻血不止　用燈火以燈草點清油燒之在少商穴燒一下立止止後復作再灸之內服艾柏飲　艾葉　柏葉　山萸肉以柴直肩　丹皮　生地　蓮肉　山藥　荷葉　澤瀉

壁蟢咬人拔毒法　用桑樹柴燒灰入滾水攪過澄清調生白凡搽患處旋扎旋搽即愈此方載在李[illegible]內

治竹木刺良方　生栗子嚼碎敷滿止痛刺自出如遇

瘋狗咬者亦照此法有效

洗癱瘓方　臭梧桐煎水洗浴以愈為度輕者半月重者百日

痔瘡洗方　馬齒莧煎湯洗患處每次極效并可飲吃

華仙人稀豆良方　用頂好水飛硃砂末三四分生白蜜对冲滾水調服

燕窩菜　以口嚼碎貼患處專治跌打損傷接骨法

金倍散　治歷串外敷法 出醫宗金鑑

四

金頭蜈蚣七條 五倍子七個 將蜈蚣研末入倍子中用參皮帋糊七層用麩皮同炒以麩皮色黃為度取出搗碎研細末再用麝香七厘相和以米醋調度患處須隔紙一層貼否則恐太峻